2 P/
MIM

Natália Leite

2 P/ MIM

Autoconhecimento feminino em
dois minutos por dia

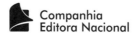

Copyright © 2015, Natália Leite
Copyright © 2015, Companhia Editora Nacional
Todos os direitos reservados

Diretor superintendente: Jorge Yunes
Diretora adjunta editorial: Soraia Reis
Editora: Anita Deak
Preparação de texto: Juliana Alexandrino
Revisão: AR. Textos & Contextos
Coordenação de arte: Márcia Matos
Assistência em arte: Aline Hessel dos Santos

CIP-BRASIL. CATALOGAÇÃO NA PUBLICAÇÃO
SINDICATO NACIONAL DOS EDITORES DE LIVROS, RJ

L547d

Leite, Natália
2 p/ mim: autoconhecimento feminino em dois minutos por dia / Natália Leite. -
1. ed. São Paulo: Companhia Editora Nacional, 2015.
256 p.: il.; 23cm.

ISBN 978-85-04-01979-7

1. Mulheres. 2. Técnicas de autoajuda. 3. Mulheres-Psicologia. I. Título.

15-26547   CDD: 158.1
                  CDU: 159.947

17/09/2015 21/09/2015

1ª edição - São Paulo - 2015

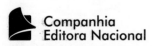

Rua Funchal, 263 - bloco 2 – Vila Olímpia
São Paulo – SP – 04551-060 – Brasil – Tel.: (11) 2799-7799
www.editoranacional.com.br – comercial@ibep-nacional.com.br

Sumário

Prefácio	9
Que mulher você quer ser?	15
Como ler este livro	21
Espelho, espelho meu	25
Amor pra sempre	49
Ser quem sou, amar quem sou.	73
Sucesso não é sorte	91
Segredos que o corpo conta	109
Chega de desculpas!	127
Xô, atraso!	145
Escolha você	163
Fazer amigos e negócios	183
Dormindo com o inimigo. Acorda!	201
Multiplique o amor, não a guerra	219
Bem-vinda ao seu melhor	237

Às Escoletes, alunas da Escola de Você que
fazem deste sonho realidade.
Às primeiras parceiras, construtoras de uma
nova mentalidade feminina: Ana Paula Padrão,
Ana Fontes, Guta Nascimento, Nuria Casadevall,
Patricia Tucci e Soraia Schutel.
Ao homem que desperta o melhor em mim,
primeiro apoiador deste projeto.

Prefácio

Natália Leite adora livros. Estuda praticamente tudo que lhe cai às mãos. Adora as salas de aula e abraça o contraditório pelo prazer do debate. É excelente ouvinte, aprendiz aplicada e uma das mulheres mais inteligentes que já conheci. Desde que começamos a trabalhar juntas, passei a admirar como executava qualquer trabalho com perfeição, sem precisar pedir ajuda a ninguém.

Natália e eu já nos conhecemos falando sobre mulheres. Nossas mães foram nosso primeiro assunto. E nossas avós e todas as outras mulheres que vieram antes delas e que deixaram em nossos DNAs a cor de nossos olhos, o tamanho de nossos quadris e tantos outros traços físicos. Por isso, escrever hoje sobre um projeto que vi nascer, que fala sobre mulheres e do qual participei ativamente é um prazer e um desafio.

Muito já se escreveu sobre a memória genética. A ciência não comprova que ela existe, mas seria uma bela teoria para a herança que recebemos das mulheres que nos antecederam, além daquilo que é fisicamente óbvio. Estou falando da sensação de culpa. Da quase obrigação de atender o desejo alheio.

Da dependência emocional. Da ausência de uma identidade que não esteja atrelada a um homem.

Autonomia, mesmo para mulheres do século XXI, é um valor a ser cotidianamente exercitado e dificilmente alcançado. E não entendam essa introdução como um lamento. As que se lamentam não constroem o que estamos fazendo e comunicando a tantas outras. As que se lamentam não são solidárias e não trabalham para que todas cresçam. O que quero dizer é que pesa, sobre todas nós, uma dívida histórica que não contraímos. Ou, pelo menos, não sozinhas. Ela é atávica. É a tal herança genética, ou carimbo cultural, que surge ao primeiro choro de cada bebezinho do sexo feminino que nasce na Terra há milhares de anos.

Não há uma explicação biológica determinante para a dominação de um gênero sobre outro. Em muitas espécies, a fêmea é a caçadora. Nossas diferenças são apenas isso, diferenças, e não justificam que homens tenham subjugado mulheres em tantas sociedades distintas e durante tanto tempo. Há muitos autores e autoras que explicam essa dominação por causa da força física masculina, necessária para a aquisição de alimentos, e das guerras territoriais. Outros usam a psicologia como argumento, explicando que a única maneira de um homem saber se a cria na barriga da companheira é sua seria limitando aquela mulher a quatro paredes nas quais apenas ele entraria.

Por outro lado, achados arqueológicos mostram que existiram sociedades matriarcais nas quais as mulheres dominavam as relações sociais. Algumas dessas sociedades ainda existem de forma isolada no mundo e já as visitei, mas nunca se comprovou que o planeta tenha sido dominado pelas mulheres em algum momento da História.

Prefácio **11**

O que me dói realmente, e me interessa nesse prefácio que introduz um método novo de desenvolvimento de todo o potencial feminino, é saber que, desde o advento da linguagem escrita, a História que se narrou é masculina. Por mais relevante que tenha sido nosso papel nos grandes acontecimentos mundiais, os arquivos escritos relegam a nós o papel de coadjuvantes, se muito. A versão que se propaga nas escolas é a de homens conquistadores, audaciosos e corajosos.

Mulheres, salvo raras exceções, destacam-se por causa de sua religiosidade, pelo incrível poder de sedução ou pela beleza excepcional. Dotes outros, como os da inteligência, da capacidade estratégica, da retidão moral ou do poder aglutinador, não são fáceis de encontrar nas páginas dos livros que ensinam a História às crianças. A verdade é que nós não temos uma História nossa!

Esse trilho de mulheres nos bastidores continua sendo construído. Ainda hoje, meninos são educados para conquistar. Meninas, para estar atentas a que não falte café aos convidados na sala. A doçura no comportamento e a coragem na adversidade deveriam ser características igualmente valorizadas, independentemente do gênero. Mas continuamos, nós, mulheres, associando beleza física e suavidade no trato a um caminho para alcançar vantagens econômicas e ascensão social. E continuamos nós, mulheres, atribuindo a eles, homens, qualidades que seriam primordiais ao gênero masculino, como virilidade, força e objetividade. Homem não chora, não é?

Bem, amigas, este livro não responde por que somos assim e eles são assado! Toda esta introdução foi apenas para dizer que, todas as vezes em que você se olha no espelho e se acha inadequada, feia, distante da modelo da capa de revista, ou todas as vezes em que você pensou em um aumento de salário, pois realmente achava que sua dedicação e competência estavam à altura de mais ganhos financeiros, mas não teve coragem de pedir, você não estava sozinha! Tudo que descrevi acima faz parte de um contexto no qual todas estamos inseridas. Não somos menos. Não somos mais. Somos pessoas com dúvidas, insatisfações e felicidades, que devem gostar muito de si para gostar também dos outros. Nós precisamos escrever uma História para nós! Uma História que conte quem realmente somos e todas as nossas vitórias! De cada trecho de cada experiência individual é construída uma trajetória coletiva e densa.

2 P/ MIM é isso, cara amiga. É um livro para que cada uma de nós exercite sua capacidade de amar a si. Todos os outros em nossas vidas serão mais queridos, atendidos, especiais e felizes se nos amarmos em primeiro lugar. Todos os pequenos conflitos cotidianos sobre os quais a Natália fala ao longo dos capítulos são alertas para vícios de comportamento que podemos e devemos evitar para construir a tal história nova sobre as mulheres.

Queremos amar e ser amadas. Queremos distribuir essa plenitude. Eu sei. E sei também que ela começa em cada uma. O método deste livro consiste em aplicar conceitos da administração, da psicologia, do empreendedorismo, da filosofia e de várias outras escolas do conhecimento em situações do dia a dia. É como uma escola da vida, em que não há dogmas nem modelos a seguir. Seu modelo é você. Encontre-se e terá encontrado sua melhor inspiração. Também não pretendemos ajudá-la a resolver seus problemas. Gostaríamos, sim, de apontar um caminho para que você mesma se ajude.

Nossa imensa pretensão é fazer com que pense sobre aquilo que faz você feliz. Não sobre aquilo que faz seu filho,

Prefácio **13**

seu marido, sua vizinha ou seus convidados felizes. Eles estarão bem se você estiver. Muitos já disseram antes de mim que uma mulher empoderada – equilibrada, limpa de culpas e da escravidão de servir – muda os rumos de uma comunidade inteira. Acredito. Deposito muita energia nessa crença. Escrever nossa História coletiva é nos fazer ouvir, sair dos bastidores e ser um personagem principal. Não queremos ser e não queremos que você seja uma coadjuvante. Então faço um convite: leia este livro. Vamos sair dos bastidores e reescrever nossa História?

Ana Paula Padrão, jornalista

Que mulher você quer ser?

O plano de terminar as compras para aquele Natal foi interrompido por uma conversa inesperada, rápida e definitiva. Naquela manhã, o sonho de princesa e a promessa do "felizes para sempre" foram destruídos de uma só vez. Meu casamento havia acabado, e as certezas que tinha até então, também. Nos dias seguintes, uma sequência de perguntas se repetiu sem trégua em minha cabeça: Por quê? Onde errei? Como pude ignorar os fatos? Por que mulheres em busca de estabilidade escolhem homens que são o oposto disso?

Para minha sorte, cresci cercada por livros. E foi a eles que recorri em busca de explicações para as escolhas que me levaram ao vazio que eu sentia. O carro do meu pai sempre foi uma biblioteca ambulante, permanentemente cheio de caixas de papelão, que serviam para organizar as obras, ocupando bancos, assoalho e porta-malas. Da filosofia à arte, da ficção científica à história – todo tipo de literatura, segundo ele, era "fundamental, fundamental, minha filha!". A dor da separação serviu como estímulo para que eu pudesse testar outra afirmação repetida na casa onde cresci: "os livros guardam a cura para todos os males". Jornalista, comecei a fazer ali, no luto da separação, a mais importante reportagem da minha vida: uma investigação sobre uma parte oculta do comportamento feminino. Por que mulheres inteligentes fazem escolhas amorosas estúpidas? De onde vem a eterna comparação com as demais mulheres? Cabelo, roupa, marido, emprego, bumbum. E qual o motivo para a infinidade de personagens criadas por todas elas? A *sexy*, a fofa, a frágil, a supermulher, a ciumenta – alternando tantos papéis, é compreensível que em certo ponto a gente nem saiba mais quem é de verdade.

Minha pesquisa pessoal confirmou que desde a infância é imposta à criança do sexo feminino a obrigação de obedecer a um padrão cultural, a uma espécie de "cardápio básico" de identidades. Crescemos ouvindo que "mocinhas não fazem isso", ou que tal conduta não é apropriada a uma "boa mulher". Durante séculos, o cardápio ofereceu apenas três opções: a mãe, a religiosa e a prostituta. Recentemente, surgiram novos itens no *menu*, mas o problema fundamental permanece. As possibilidades de ser economicamente independente e de poder escolher entre ter ou não filhos não resolveram a sensação que muitas vezes nos angustia, de que falta algo para sermos realmente felizes.

E por quê? Porque se encaixar em um cardápio ainda está no *script* de ser mulher. A ampliação do número de papéis que cada uma exerce não nos livrou da necessidade de seguirmos modelos predefinidos. Ainda falta liberdade para a mulher ser um indivíduo, ser quem verdadeiramente é, livre de estereótipos. A descoberta de que eu havia sido educada para me enquadrar numa das "receitas" do cardápio da sociedade foi um choque, mas também o estímulo que faltava para que eu pudesse mudar os rumos da minha vida.

Acredito que, assim como eu, você que está lendo agora essas linhas sabe que é única. Irrepetível. Nunca houve e jamais haverá outra mulher como você. No entanto, fomos treinadas para nos compararmos com as outras. Sempre. É dessa comparação que nascem os piores inimigos de uma vida serena: os jogos de culpa, controle, competição e sabotagem entre as mulheres. Quando a referência é a pessoa ao lado, torna-se impossível enxergar a mulher que se é. A vida fica frustrante se o esforço é para ser como a outra ou melhor que ela. É impossível. Dentro da natureza de cada uma, a vida é cheia de possibilidades. Ela nos dotou de talentos únicos, em cada uma de nós. O desafio é reconhecê-los e transformá-los em resultados, ou seja, em uma vida bem vivida.

A mulher que sabe quem é domina a si mesma e ao ambiente que a cerca. Finalmente, torna-se capaz de transformar ideias em projetos vencedores, em progresso para si e para o mundo em que vive. Contribuir para que mais e mais mulheres conheçam a si mesmas e encontrem o próprio caminho para a realização pessoal passou a ser parte fundamental do meu projeto de vida.

Quando conheci Ana Paula Padrão, ela já era uma referência em empoderamento feminino no Brasil. Assim como eu, enxergava isso como uma causa humana, acima da questão de gênero. Sentíamos que o avanço não está na competição com o sexo oposto, mas na colaboração entre os diferentes, que só é possível quando há igualdade de expressão. Juntas, resolvemos começar a fazer a nossa parte e decidimos que seria por meio da educação. A "Escola de Você" (mais informações no final deste livro) é resultado disso.

18   *Natália Leite - 2 P/ MIM*

Nosso desafio era desenvolver uma nova pedagogia, que fosse eficaz para as mulheres do nosso tempo. Para isso, utilizamos fundamentos de psicologia, comunicação, filosofia e empreendedorismo, de maneira a ampliar a autoestima feminina e conscientizar as mulheres das vantagens de adotar um estilo de vida compromissado com a excelência em cada uma de suas ações. Queríamos, sobretudo, que o aprendizado fosse movido pelo prazer, pela satisfação de crescer. O primeiro meio que escolhemos para esta empreitada foi a internet. Depois de muitos erros e acertos chegamos a um modelo que nos fez sorrir: o de vídeos curtos com uma combinação de cenas do dia a dia, humor, reflexões e exercícios para mudança de comportamento. Eles foram disponibilizados exclusivamente para as alunas da Escola de Você, e batizados de *2P/MIM*, ou melhor, "dois minutos para mim". A fórmula pedagógica foi tão bem-sucedida que, apenas em seu primeiro ano de vida, atingiu 95 mil mulheres em todo o Brasil. Animadas, concluímos que era hora de transformar todo o conhecimento e experiência no livro que você tem nas mãos.

Espero que a leitura – ainda que curta, espaçada pelo dia a dia corrido, pela infinidade de tarefas a cumprir – abra espaços de respiro para que você reflita sobre questões como carência, inveja, postura profissional e comunicação eficiente. Que você tire tempo para se dedicar a si mesma em meio a tantos compromissos com os outros.

Os depoimentos ao longo deste livro refletem a experiência das alunas com nossa metodologia e têm o objetivo de incentivá-la a seguir adiante. Nem todos couberam, mas faço questão de agradecer e dizer que me emocionei com cada um deles. Todas nós queremos que você possa construir lindamente a sua própria história.

Que mulher você quer ser? **19**

"Percebi que me sabotava como pessoa e como mulher e que, se existia uma lista de prioridades em minha vida, eu não fazia parte dela."

Paula Brisotto, Caxias do Sul, RS

"O mais mágico que este conteúdo fez, no meu caso, foi resgatar em mim o amor. Não falo sobre o amor óbvio, aquele que sentimos por nossos filhos, pais, parentes, amigos e animais de estimação. Falo do amor por um sonho, por um projeto, por uma nação, por uma causa, pela educação, pela transformação e pelas próximas gerações."

Giuliana Kamei, São Paulo, SP

"Resolvi ter minha independência financeira."

Debora Lira, Paulista, PE

Como ler este livro

Meu desejo é que este livro seja verdadeiramente útil às mulheres que querem melhorar suas vidas. Aquelas que nunca tiveram contato com a Escola de Você terão a chance de entender o espírito desse projeto por meio das histórias de transformações e conquistas de mulheres de norte a sul do Brasil.

A leitura será o instrumento para o processo de reflexão mais profunda. Depois de ler e fazer os exercícios, ficará mais fácil, por exemplo, respirar fundo e não dizer a primeira bobagem que vier à mente na hora de uma discussão. Gravar um *e-mail* no rascunho, levantar para beber um copo de água, e enviá-lo somente depois de uma nova leitura, com mais calma e carinho, se tornará rotina, o que pode evitar muitos arrependimentos.

Encare este livro como sua caixa de ferramentas. Lendo e fazendo os exercícios, o conhecimento passará a ser seu e servirá de base para auxiliar você a assumir o controle da sua vida. O resultado será o aumento do seu poder de fazer escolhas corretas em cada situação e exercer uma saudável influência nas pessoas que te cercam.

Você verificará que cada capítulo conta cinco pequenas histórias. Todas são bem curtas – a leitura de cada uma dura apenas dois minutos. Assim como acontece na plataforma digital da Escola de Você, que libera o acesso a apenas uma aula por dia, peço que você leia apenas uma história por vez. Isso é importante para dar a você tempo de refletir acerca daquele conteúdo. Durante as 24 horas seguintes à leitura da primeira história, tente observar como ela se aplica à sua vida. Você já viveu algo semelhante? Como se comportou? E como vai se comportar depois da leitura?

Sei que pode ser difícil resistir à tentação de ler mais de um texto por dia, mas acredito, de verdade, na importância de terminar este livro somente ao fim de três meses, como no curso on-line. Não tenha pressa. Eu demorei 35 anos para chegar ao conteúdo que está em suas mãos. Colocar em prática suas ideias é um processo vivo. Saboreie! As mudanças desencadeadas pelas propostas podem ser gigantescas ou discretas, vai depender do tamanho do seu "sim" a você mesma. Um pouco de cada vez. Acredite, funciona melhor.

Ao longo dos capítulos, você irá se deparar com exercícios em pequenas doses. Por favor, leve a sério as atividades propostas. São simples, mas sem o exercício de humildade de pôr a mão na massa, não há resultado. De acordo com a experiência com 95 mil pessoas, apenas no primeiro ano da Escola, posso afirmar que a dimensão do resultado colhido é diretamente proporcional ao empenho nas atividades.

Quando você terminar de ler o livro, encontrará um desafio: organizar o aprendizado numa espécie de manual de si mesma. Você escreverá um livro só seu com lembretes que construirá a partir das reflexões sobre como agir diante dos desafios do dia a dia. Mas não se preocupe com isso agora. Lá na frente, você vai encontrar todas as instruções.

Adoraria que as teorias que permeiam este livro fossem de minha autoria, mas não são. Na base de cada história estão os pensamentos de gente muito, mas muito mais inteligente que eu. São obras de grandes pensadores como Sêneca, Abraham Maslow, Dale Carnegie, Ayn Rand. São a poesia de Cora Coralina. São conversas com amigas íntimas e com muitas mulheres anônimas que inspiraram as páginas a seguir. Minha colaboração é simplesmente a conexão entre os temas e a tradução de conceitos humanistas a partir de estudo e empenho.

Antes de dar início à sua jornada com destino à melhor versão de si mesma, peço só mais um minutinho para compartilhar um agradecimento mais do que especial. Sou muito grata às alunas que se tornaram amigas minhas e da nossa escola. São mulheres que, por genuína generosidade e desejo de multiplicar os resultados que percebem em suas vidas, organizam encontros de alunas em suas cidades, ajudam as recém-chegadas a navegar na plataforma e transformam o sonho de uma grande rede de cooperação feminina em realidade. Obrigada, meninas! Vamos juntas hoje e sempre.

Este livro chega às suas mãos graças ao empenho e amor à Escola de Você de uma dessas mulheres, a minha querida Giuliana Kamei. Foi ela a primeira aluna a perguntar: "Natália, quando teremos um livro?" Com ela discuti todos os passos desta obra. É também da Giuliana a adaptação dos roteiros originais em vídeos para a versão que você encontrará a seguir. Giu, querida, definitivamente somos uma por todas, todas por uma. Muito obrigada.

"Indico esse processo de autoconhecimento para todas as mulheres com quem convivo porque eu sei como vale a pena. São como placas pelo caminho que indicam a direção do sucesso, mas para alcançá-lo depende de você estar disposta a seguir o caminho."

Vanessa de Souza Silva, Cachoeiro de Itapemirim, ES

"Tomei coragem e resolvi conversar abertamente com minha mãe, que me abandonou quando eu tinha quatro anos. Como foi bom! Isso me ajudou a aceitar que aquela era a história dela, e que esta é a minha história! Escolhi ser a protagonista da minha vida. Resultado? Hoje estou muito feliz e superbem com minha mãe."

Geane Moreira, São Bernardo do Campo, SP

Espelho, espelho meu

Sentir aquela calça, que ficava estourando, folgadinha depois de uma superdieta é bom, certo? E ter de comprar uma peça nova, um número menor, porque está sobrando pano!? Aí sim quem vive na luta contra o próprio peso se sente "o" sucesso, não é? Agora, imagine a alegria da minha amiga Tania. Desde a adolescência, ela usava calça tamanho 46 (ou até 48). A briga com a balança era uma novela.

Nós, amigas, já conhecíamos bem o roteiro. Ela começava direitinho. Pequenas porções, tudo saudável, exercícios... Mas, na primeira frustração, Tania se jogava no doce! E aí vinha a exclamação:

– Agora azar!

E, dá-lhe comer mais que nunca! A gente bem que tentava:

– Mas, Tania, você estava indo bem; descontrolou ontem na festinha, mas retome a dieta, amiga.

A reação da Tania era sempre a mesma:

- Não dá. Sou um fracasso com esse negócio de dieta. Não sei nem dizer o porquê, mas o fato é que perdemos contato anos atrás. Um dia desses, caminhando no parque, dei de cara com ela. E não consegui disfarçar minha surpresa:
- Menina! O que você fez? Está tão magra!

E ela, toda cheia de pose, respondeu feliz da vida:
- Pois é, calça 42!

Confesso que achei muito estranho. Como é que dez anos depois ela me aparece assim? Toda enxuta, apesar dos desafios da falta de tempo, estresse, trabalho, filhos? Perguntei. Quer dizer, afirmei:
- Você está tomando alguma coisa!

Ela riu e respondeu:
- Só se for vergonha na cara!

E me contou direitinho o que aconteceu. Ou melhor, o que ela escolheu certo dia:
- Lembra daquela minha frase quando abandonava de vez a dieta: "Agora, azar"?

Claro que eu lembrava. A frase era motivo de piada na turma da faculdade.
- Então, substituí o "agora, azar"" por "agora vai!" Errar a gente erra. Um dia exagera no doce, no outro dá preguiça de fazer as coisas em casa. Mas o sucesso ou o fracasso depende do que cada um faz a partir do tropeço.

A mais nova magrinha do pedaço me contou que numa sexta-feira qualquer quebrou a dieta pela milésima vez. Como de costume, usou o "agora, azar" e passou o fim de semana comendo, comendo e comendo.

Na segunda-feira, estava um lixo, se sentindo o próprio fracasso. Na hora do almoço, quando ia pegar mais uma coxinha seguida do pensamento "agora azar", mudou a ótica. Foi como um estalo. Ela conta que enxergou a cena de fora, como se fosse uma novela mesmo. E aí caíram muitas fichas. Nesse dia, a Tania decidiu mudar de frase, de atitude e de vida. Hoje, pode até escorregar, mas volta firme pra dieta.

– Agora vai!

Com a atitude certa, vai mesmo. Esse reencontro me fez refletir sobre um fato: não existe mágica para emagrecer, para ser promovida no trabalho ou para achar um amor de verdade. Cada pessoa precisa encontrar seu próprio jeito. E precisa ser coerente nas atitudes, nas escolhas.

A "fórmula" é individual. Começar a descobri-la depende de uma postura vencedora, da vontade de persistir e de fazer diferente a partir do que não funcionou. Adorei o que a Tania disse ao pedir licença para terminar a caminhada:

– Sucesso é enxergar oportunidade para crescer onde a maioria vê razão para desistir.

Fica a dica! Obrigada, Tania.

💊😊 Pílula do bem-estar

O sucesso para a Tania foi perder um pouco de peso e se sentir mais bonita dentro da calça jeans. Uma conquista que desencadeou muitas outras porque ela se testou e viu que é capaz.

E você? Qual é a sua história de sucesso? O que você já fez na vida que lhe traz orgulho? Foi promovida no trabalho? Realizou uma viagem dos sonhos? Seu filho entrou na faculdade?

Agora, a ideia é que você reflita sobre seu conceito de sucesso pelas próximas 24 horas. Não importa o que dizem os vizinhos, os parentes ou as revistas. O que interessa saber é: o que faz você se sentir um sucesso? Use o espaço a seguir para começar a anotar suas conquistas e estimular o exercício. Não se preocupe em preencher todo o espaço de uma vez. Escreva na medida da sua real tomada de consciência. Quando terminar, lembre-se de que você pode e deve voltar a essa lista. Sempre que se lembrar de um sucesso ou que fizer uma nova conquista, anote aqui. Quanto mais profundo for seu mergulho em si mesma, maiores serão os resultados.

MINHAS CONQUISTAS

Espelho, espelho meu

Abandono de mim

Um dia desses, eu estava hiperconcentrada, trabalhando, quando o telefone tocou. Era minha amiga, a Tina. Quase não consegui entender o que ela dizia, porque o que vinha do outro lado da linha era mais choro do que palavras:

– Amiga, nã, nã, não consigo res, respiiiiraaaaar. O Valdir estava com outra no samba!

Pelo tamanho do drama parecia até que a decepção era novidade. Só que o *script* era conhecido. Já havia visto o mesmo filme mais de vinte vezes. Por isso, fui direto ao ponto:

– Tininha do meu coração, são 11 horas da manhã. Por favor, diz pra mim que você saiu da cama e está no trabalho.

E, claro, veio a resposta que eu tanto temia:

– Não deu para ir trabalhar, estou muito mal.

Amigo é aquele que não desiste de ajudar, certo? Por isso, mais uma vez, tentei argumentar:

– Mas, Tina, o Dia das Mães está chegando, seus colegas de trabalho devem estar enlouquecidos na loja. Além disso, é a melhor época para ganhar comissão, amiga!

Sabe o que ela respondeu?

– Tan, tan, taaantooo faaaaz ter ou não ter dinheiro para o aluguel. Minha vida acabou mesmo.

É assim toda vez. Quando um cara qualquer (que ela sempre acha que é o amor da vida dela!) faz uma bobagem ou dá um fora nela, a Tina passa dois ou três dias mal. Quando consegue sair de casa e voltar ao trabalho, fica mais uma semana se arrastando, sem vontade de fazer as coisas direito.

Dali a pouco, conhece outro sujeito e, mais uma vez, passa

Espelho, espelho meu **31**

o dia com mensagem pra lá e pra cá, distraída de tudo. Já se convence de que ele é a solução para todos os problemas da vida dela. Nem vou comentar sobre quantas vezes ela largou empregos em que poderia crescer, para trabalhar no mesmo horário que o novo namorado ou mais perto do bairro onde ele morava. Minha amiga é inteligente. Se tivesse a cabeça no lugar, já era gerente em alguma empresa bacana ou até dona do próprio negócio. O problema é que a Tina não sabe se administrar. Não sabe priorizar o que a define como pessoa. Coloca sempre as confusões românticas na frente do ganha-pão. A gente sabe que todo mundo sofre com o fim de um relacionamento. Não é divertido. Dói de verdade, mas a vida segue. E passa tão rápido! Uma mulher que quer viver bem precisa escolher seguir em frente. Aprender com os erros, não se entregar ao sofrimento nem deixar os problemas românticos afetar a saúde ou carreira.

O recado é para a "pontinha de Tina" que há em cada uma de nós. Machucou? Sofreu um dia? Chorou? Ótimo! É isso mesmo. Agora, por favor, chega. Tome um banho, passe um rímel e bola pra frente!

💊☺ Pílula do bem-estar

Se todo mundo que sofre uma decepção amorosa decidisse não sair de casa, o mundo pararia. Desilusões e traições acontecem todos os dias. E todas as pessoas sofrem. A diferença entre se perder e entrar numa lógica que só traz prejuízos e aprender e seguir em frente está na atitude que cada uma escolhe diante do rompimento.

A dica é escolher situações que coloquem você para cima. Nada de ficar sozinha em casa ou de papo com gente que gosta de reclamar da vida. Também não dá pra fingir que a dor não existe e se jogar na balada para tentar disfarçar o problema. Escolha aprender com a experiência e cuidar de si para estar bem de verdade logo. Não é se distrair ou disfarçar. É cuidar de você com carinho.

Ocupar o próprio tempo é fundamental! Leia um bom livro que você sempre quis, mas faltava tempo. Assista aos filmes interessantes daquela sua lista. Mude o visual! Se você estiver insatisfeita com o próprio peso, essa é a hora de praticar mais exercícios físicos e adotar uma alimentação saudável. E que tal mimar a si mesma? Uma bela massagem? Depois de passado o pior da dor, reflita sobre o relacionamento com a intenção de aprender com a experiência. A ideia é fazer uma autoavaliação. Use o espaço abaixo para avaliar: quais foram os problemas? Não é a hora de apontar os erros do outro, mas de pensar sobre as suas limitações e possibilidades de crescimento. Você agiria de forma diferente perante as dificuldades que já enfrentou em um relacionamento? Que lições aprendeu? O seu olhar aqui deve ser de "cientista de si mesma". Não é para entrar no túnel do tempo e "curtir" uma nostalgia. Não, mocinha! O exercício é para evoluir, aprimorar a capacidade de lidar com adversidades e se relacionar.

Anotações do Projeto

"Cientista de _____"
(seu nome)

Papo calcinha

Quem é mulher e mora em São Paulo provavelmente já ouviu falar no bairro do Bom Retiro. É uma região da cidade que se transformou em polo de moda. Há roupas para todos os gostos e bolsos. Tem de garimpar muito, é um lugar onde a gente experimenta aquela deliciosa sensação de pagar pouco e sair com uma peça incrível. Sabe aquela coisa de achar "a" jaqueta, com o corte perfeito, pelo preço que vale? Bom, né?

A Paula, minha amiga de Brasília, veio passar o fim de semana comigo e a gente se jogou pelas ruas do bairro. Ela pi-rou! Estava com um monte de sacolas penduradas nos dois braços quando gritou:

– Nat, *lingerie*!!! Corre aqui! Olha, R$ 2 cada calcinha.

Fiquei da porta olhando e a Paula lá, frenética, jogando montes de calcinhas numa bacia. Quando ela percebeu que eu não estava debruçada na "promoção imperdível", veio a pergunta:

– Nossa, nada, Nat?

Aí eu expliquei que com roupas íntimas tenho, digamos, certa "frescura". A Paula sorriu e completou:

– Não, não é para noites românticas não, amiga. É calcinha barata, para bater mesmo, pode desbotar, furar, ninguém vai ver.

Acho que a minha expressão entregou o que penso. Para mim, usar calcinha nova, bonita e boa é regra, e não exceção para ser aprovada por um par romântico. Não me importo com marca, preço, nada disso, mas *lingerie* velha ou de má qualidade não uso mesmo. Então, respondi de bate-pronto:

– Paulinha, como ninguém vê?! Eu vejo. Você vê. Cada uma se vê.

Ela arregalou os olhos como se eu estivesse falando alguma loucura, mas para mim isso é muito sério. Acredito que *lingerie* tem tudo a ver com o valor que cada mulher se dá. A forma de se tratar na intimidade, quando ninguém está olhando, é o retrato fiel do valor que você acredita ter.

Se uma *lingerie* bacana faz você se sentir segura e poderosa, por que usar essa ferramenta apenas para encontros amorosos? Que tal se sentir segura e poderosa também para enfrentar uma reunião, uma negociação de trabalho?

Olhar no espelho e gostar do que você vê. Saber que você se cuida porque se gosta. Isso tem um efeito mágico na sua capacidade de realização. Eu acredito que calcinha esfarrapada é sinal de autoestima esfarrapada. Não estou falando de *lingerie* cara, não. Estou falando de *lingerie* nova, limpa, fresca e de qualidade, sempre.

Resumo do papo calcinha: Paula não acha mais que sou louca e aceitou fazer a experiência. Em vez de levar vinte peças que não valiam uma, acabou levando três boas. Vamos ver no que dá!

Tem de fazer a experiência, pôr em prática, porque a gente até sabe, mas, muitas vezes, esquecemos que esse negócio de amor tem de começar da gente pra gente mesmo.

🔋☺ Pílula do bem-estar

Mesmo que a gente consiga disfarçar para os outros (e fazemos isso bem!), toda mulher sabe quando a vida está em ordem. Quando a casa, a roupa, o coração ou os cabelos estão como realmente gostamos. Sabendo que está tudo bem arrumadinho, a gente se sente mais forte, mais segura. Não é porque está escondido que não tem importância! Pelo contrário, a organização pessoal é o que nos dá forças para conquistar espaço no mundo. Vale para tudo na vida. Então, é hora de fazer um balanço. Use o espaço a seguir para escrever sobre o que anda meio negligenciado em você. Não vale listar coisas a fazer por outras pessoas. Também não é pra se cobrar, hein? É para se conhecer, se organizar e se aprimorar.

PRECISO CUIDAR DE:

Espelho, espelho meu **37**

O máximo! Quem?

Catarina é uma graça de menina. Tem um coração gigante, é educada e trata os outros muito bem. O problema de relacionamento da Catarina é com ela mesma. Pense em uma pessoa má, cruel com outra. Pensou? Pois bem. Catarina é assim com a Catarina. Ao passar em frente a um espelho, ela diz:

– Credo. Que pele horrível. E esse cabelo não tem jeito, feio que dói.

No trabalho, se um colega fala:

– Parabéns! Venda boa hein, Catarina?!

Ela quase pede desculpa:

– Acho que dei sorte.

Deu sorte nada! Vendeu muito porque é preparada. Conhece o produto. Sabe se relacionar com as pessoas. Mas vai dizer isso pra ela? Não aceita, não. No dia do aniversário da Catarina compramos um bolinho para fazer surpresa. A gerente a chamou, como se fosse para uma reunião. Claro que a menina já achou que tinha feito algo de errado. Assim que ela apareceu, a sala cheia começou a cantar:

– Parabéns pra você, nessa data querida...

A expressão da pessoa não foi de surpresa, de gratidão ou de alegria. Foi uma mistura de terror e raiva. Quando ainda estávamos no "é pique, é pique, é pique", Catarina começou:

– Gente, pelo amor de Deus! Não precisava. Pra mim, não. Não!

A gerente logo se manifestou:

– O que é isso, Catarina?! Todo mundo te adora aqui.

Mas a moça só repetia que não era pra gente ter tido trabalho. Para tentar mudar o assunto, um colega perguntou:

Espelho, espelho meu **39**

– O que você vai comprar de presente pra você mesma com sua comissão que a gente sabe que foi ótima este mês?

A Catarina olhou para o sujeito como se aquela fosse a pergunta mais absurda do mundo e disse:

– Eu? Me dar presente? Não gosto nem que os outros comprem pra mim. O pessoal lá em casa já sabe: não precisa, não gosto.

Fiquei muito impressionada com a resistência, com a dificuldade da Catarina de aceitar um elogio, uma homenagem ou de ter orgulho do que faz. Para qualquer outro assunto, ela é generosa e otimista. Mas se o tema da conversa for ela mesma:

– Tô gorda. Tô feia. Tenho dedo podre para homem. Não vai dar certo para mim.

É difícil entender esta atitude porque o peso, a pele, os namorados e tudo mais com relação à Catarina é normal. E ela vende muito livro, porque é boa, sabe ouvir o que os clientes procuram, é competente. O único problema de verdade da Catarina é a mania feia de só pensar em coisa ruim, de só ver defeito nela mesma. Um dia desses, não aguentei e falei:

– Catarina, se você se coloca sempre pra baixo, como espera que os outros te enxerguem? Amiga, acorda o mulherão que existe em você porque a hora de ser feliz é já. E você merece.

Sabe o que eu acho? Que a beleza de verdade não está em um tipo de rosto. Está no brilho do olhar, na paixão pela excelência que só floresce em quem está feliz consigo mesmo. Isso vale para todas as Catarinas, Andreas, Vanessas e Elisângelas do mundo! É a gente que tem de gostar da gente. É assim que o amor que vem de fora faz sentido e serve de combustível para cada uma de nós fazer sempre mais e melhor.

💊😊 Pílula do bem-estar

Se você não reconhece suas virtudes e vive dizendo que não serve para nada, por que seu chefe vai te dar uma promoção? Ou o seu namorado vai dar valor a você? A construção da vida que queremos ter depende de nós. Quais são as suas qualidades? Você é honesta? É amiga de verdade? Trabalhadora? Mãos à obra!

O exercício do dia é escrever suas características vencedoras e começar a pensar em como utilizá-las de forma coerente com o seu projeto de vida.

EU SOU:

_____

_____

_____

_____

_____

_____

_____

_____

Espelho, espelho meu **41**

Abrace o novo!

Almoço de domingo. Tia Lola, cozinheira oficial da família, mandou muito bem no estrogonofe com batatinha palha. Sabe aquele momento à mesa quando está todo mundo feliz? Pois foi aí que meu primo perguntou:

– Tia, e a sobremesa?

Ela fez uma cara de suspense e disse:

– Hoje não tem bolo de cenoura nem *mousse* de chocolate.

O silêncio foi geral porque a família ama as sobremesas de sempre. São os clássicos da tia Lola! Inventar pra quê? Vai mexer em time que está ganhando? Antes que as perguntas pudessem ser verbalizadas, ela explicou que o doce do dia seria um tal de papa-capim. A tia anunciou a novidade com o maior orgulho e colocou na mesa uma travessa com uma gosma verde.

– Quê!?

– Papa de grama?

– Que troço feio. Deve ser horrível!

Bom, os primos tiraram as palavras da minha boca. A tia Lola, que é uma baixinha de sangue quente, colocou as mãos nos quadris e perguntou decidida a marchar por cima das resistências:

– Vocês experimentaram? Então, como é que já estão reclamando? Vamos fazer assim, todo mundo prova uma colherzinha. Se não gostarem, faço *mousse*, que é rápido.

A turma topou logo, já sentindo o gostinho da deliciosa *mousse* que certamente viria na sequência. Experimentamos... e fomos surpreendidos! O tal papa-capim é um maravilhoso brigadeiro branco. Uma mistura de leite condensado com essência de capim-santo. Resultado: a turma raspou a travessa.

Espelho, espelho meu **43**

A sábia tia Lola, com um ar de vitória, não perdeu a oportunidade de usar a situação para fazer os sobrinhos pensarem:

– Vocês precisam aprender a experimentar mais e reclamar menos. Então, ela virou para uma das primas e disparou:

– Se tivesse tentado namorar aquele moço bom que vivia atrás de você, não estava aí se lamentando de homem que não presta. E você... E você...

Ninguém da mesa ficou de fora. Ela deu recado para cada um de nós. O último foi meu primo mais velho:

– E você, se tivesse experimentado ficar no emprego, hoje poderia fazer o que quisesse, sem depender de ajuda do pai ou da mãe.

Foi um sabão! Eu olhei em volta e a família inteira estava naquele silêncio típico de quem não tem qualquer sinal de argumento. Pensa que ela se deu por satisfeita? Não mesmo. Amansou a voz, mas continuou o discurso:

– Não pode julgar sem conhecer, gente. Qualquer bobo sabe criticar sem conhecer. Aliás, é o que a maior parte dos bobos faz o tempo todo. Agora, se vocês querem ser felizes, é bom começar a prestar atenção nas oportunidades que a vida apresenta. E experimentar!

E ela tem toda razão. Abrir a cabeça, o coração e os braços para uma nova ideia, uma nova pessoa, pode ampliar horizontes e expandir fronteiras. As portas não se abrem sozinhas. Cada um precisa se mexer, girar as maçanetas. Afinal, se uma papa verde esconde o brigadeiro mais delicioso com cheirinho de chá, conhecer o diferente pode trazer belas surpresas.

💊☺ Pílula do bem-estar

Se a tia Lola não tivesse insistido, o medo de não gostar teria feito a turma perder uma ótima experiência. Ana Fontes, especialista em empreendedorismo e professora da Escola de Você, costuma dizer: Está com medo? Vai com medo mesmo! O exercício de hoje é seguir essa dica.

Para começar, vamos relembrar e registrar situações em que primeiro você ficou com o pé atrás, mas quando se permitiu conhecer o novo foi surpreendida positivamente. Conhece alguém que você julgava metida e depois se mostrou uma boa amiga? Recebeu um convite que você não queria aceitar e foi ótimo? Faça sua lista. Ela servirá de estímulo para a próxima vez em que você tiver medo... ir com medo mesmo!

PRESENTES QUE A DECISÃO DE ABRAÇAR O NOVO ME TROUXE

-
-
-
-
-

Espelho, espelho meu **45**

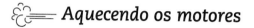 **Aquecendo os motores**

Ao longo da semana, você fez exercícios que geraram reflexões importantes. Chegou a hora de organizar todas essas ideias. Para aquecer os motores e se preparar, faça uma redação tendo as seguintes perguntas como referência:

- O que é sucesso pra você?
- O que pode ficar de aprendizado de um rompimento romântico?
- Quais são os pequenos hábitos que posso incluir na minha forma de me cuidar para ganhar segurança e autonomia?
- Quais são as minhas qualidades?
- Em quais situações costumo resistir às mudanças? Como posso agir de forma diferente?

REDAÇÃO SOBRE MIM MESMA

Espelho, espelho meu   **47**

"Finalmente estou compreendendo, por meio de uma linguagem muito simples e de mensagens muito singelas, que eu devo me cuidar, devo me amar porque eu mereço!"

Benicia Montelli, Porto Alegre, RS

"Outro dia, numa discussão com uma amiga do trabalho, me comportei de uma maneira que nem parecia eu. Respirei fundo, disse que aquele não seria o momento para discutirmos, pois nós duas estávamos nervosas. Pedi licença e saí da briga, sem enfiar o dedo na cara dela e argumentar sobre quem tinha razão."

Cintia Duarte, Lençóis Paulista, São Paulo

Amor pra sempre

Não sou fã de boteco. É tanto barulho que, para mim, conversar vira um estresse, mas, como era aniversário da Flávia, fui. A turma dela estava toda reunida numa mesa enorme. E lá do outro lado, uma moça me chamou a atenção. Ela conversava com o pessoal, era simpática com todos a sua volta e, ao mesmo tempo, dava descaradamente em cima de um sujeito no canto da mesa. A moça, cheia de charme, fazia caras e bocas, passava a mão nos cabelos, "secando" o homem, na cara dura. Percebi que ela mandava mensagens para ele e se divertia com as respostas.

– Flávia, tá rolando um mega clima entre aqueles dois, hein? – Perguntei para a aniversariante.

– A Patrícia? Ela e o Gustavo são casadíssimos, Nat. No começo, achei até que não fosse vingar porque viviam brigando, uma ciumeira danada, mas, de uns anos pra cá, vivem assim: paquerando, inventando novidades juntos. Já aprenderam até a dançar samba, acredita?

Puxa, que surpresa! Nunca tinha visto um casal junto há anos brincando daquele jeito. Achei o maior barato e, quase no fim da noite, acabei conversando com os dois.

– Escuta, como vocês fizeram para sair de uma relação comum e viver nesse chamego todo?

Foi uma conversa muito útil! Eles me explicaram que chegou num ponto em que estavam quase se separando porque brigavam direto. Então resolveram fazer uma experiência antes de desistir. Decidiram colocar em prática tudo que leram sobre a lógica dos relacionamentos duradouros. Funcionou.

Ainda mais curiosa, quis saber o que eles fizeram exatamente. Patrícia começou a contar:

– Coisas simples, como se interessar pelo outro. Eu chegava em casa 'P' da vida com o chefe, com o trânsito. Acabava falando de mim e só reclamando. Então aprendi a desacelerar: dar um abraço no Gustavo e ouvir de verdade como foi o dia dele. Percebi que isso faz bem para mim e para nós.

Gustavo completou:

– Entendi a importância de não guardar mágoa. Nunca mais joguei na cara da Patrícia um problema do passado. A gente aprendeu que as atividades de cada um são importantes. Ela tem os compromissos dela, eu os meus. O tempo separado dá saudade, faz a gente valorizar a relação.

Como a Flávia tinha me contado que o grande problema da relação era o ciúme, perguntei para Patrícia como eles resolveram essa parte.

– Ciúme é um bicho que te engole se você alimentar. Levantar suspeita onde está tudo bem é tiro no pé! Corrói a relação e pode acabar até dando ideia, né, amor?

Todos nós rimos porque é fato. As pessoas adoram ver pelo em ovo e ameaças onde não há problema. Se o outro está com você é porque quer. Tchau, chilique de ciúmes. Nada a ver.

Adorei o papo porque aprendi muito. Dá pra ver que eles se ajudam. Que se elogiam, são carinhosos e só levantam a bola um do outro. Quer saber, a Patrícia e o Gustavo renovaram minha fé no amor! Não é que curti muito a noite no boteco? Valeu, casal diferente!

💊😊 Pílula do bem-estar

Meninas, os contos de fadas "enganaram" a gente. Relacionamentos felizes não vêm como num passe de mágica. Plim! Foram felizes para sempre. Não. Relacionamentos de qualidade são construídos. Isso leva tempo, exige decisão e empenho. A tarefa do dia é responder: como posso construir uma relação melhor? Se você estiver solteira, use um relacionamento de amizade ou com uma pessoa da família para o exercício. Escreva as atitudes que VOCÊ pode tomar, as atividades que VOCÊ pode trazer para a rotina para tornar os encontros mais leves e gostosos. Atenção! Não vale apontar os problemas e os erros do outro. O foco é VOCÊ. Ah, mas não adianta só escrever. Tem de botar em prática!

COMO POSSO CONSTRUIR UMA RELAÇÃO MELHOR COM ...

Um novo mantra

Tenho certeza de que você já viu esse filme – na faculdade, no trabalho ou na mesa de bar com as amigas. O telefone toca, a mulher dá pulinhos ou bate palmas de alegria e atende:

– Ooooooooiiii. Tuuuuuuudo, e vocêeeeeee?

Sério? Vinte e cinco vogais em três palavras? Uau! Mas acontece. Para muita gente, novidade romântica é um gatilho para perder a noção do ridículo e esticar vogais como se fazer a "fofa" fosse a fórmula mágica da sedução. Veja se você reconhece a descrição do problema. Seja sincera!

O camarada liga e pergunta se você está muito ocupada. E você, com 900 tarefas urgentes, responde:

– Imagiiiiiiinaaaaa, pode falaaaaar, bonitãaaaaooo.

Nisso, toca a outra linha. Você pede um segundinho, com aquela voz de criança de três anos.

– Fala mãe. Não! Tá. Não sei. Tanto faz. Pô, tô trabalhando, não dá pra ficar de papinho. Tchau.

Dispensa a mãe, a amiga, até a chefe! E aí volta:

– Ooooooiii, desculpa, táaaaa?

Dupla personalidade to-tal. Sugiro que nós, mulheres bacanas e bem resolvidas, façamos o que for preciso para superar esse personagem. Vamos fazer grupo de apoio se for preciso. Sabe aquela máxima "só por hoje não?" Vamos nessa!

– Só por hoje não vou esticar as vogais. Só por hoje não vou esticar as vogais.

A gente precisa sair dessa. Pode ter certeza de que não é que a primeira vez que o cara ouve vogais esticadas. Não é original. Não é fofo. É bobo. Depõe contra as mulheres inteligentes e seguras que somos. Pronto, falei.

Na boa, o que há de atraente em alguém completamente disponível? Pensa no cara grudento que liga igual resultado da Tele Sena, de hora em hora. A gente ama durante dois dias, depois quer que desapareça, não é mesmo? A mesma lógica vale para essa mania velha e cafona que a gente tem de falar mole em começo de relacionamento. Só a gente que está fazendo não vê, mas não tem nada a ver.

Vamos lá, força:

– Oi.

Duas vogais.

– Bem, e você?

Mais quatro vogais.

– Hoje estou superatarefada, mas vou adorar encontrar você na sexta-feira.

Numa boa, essa pessoa não parece mais interessante para um jantar bacana do que a menininha das vogais infinitas? Vamos lá! Se for preciso, use como mantra:

– Só por hoje não vou esticar as vogais, não vou esticar as vogais. Não vou esticar as vogais.

💊😊 Pílula do bem-estar

Ser direta, falar de forma elegante e simples é bonito! Comunica inteligência e maturidade, ao contrário do exagero no modo "fofo" de se colocar e da mania de dizer sim para não desagradar. O exercício de hoje é treinar essa postura.

A tabela a seguir deve ser preenchida considerando uma situação à sua escolha. Por exemplo, você foi convidada para almoçar, mas não gostou da sugestão do local. Ou alguém pede ajuda, mas você está realmente ocupada com algo muito importante. Escolha uma situação comum em sua vida. Veja que a ideia é fazer com que você pense em sua reação com pessoas diferentes – companheiro, amiga e colega de trabalho. Na primeira coluna, escreva como seria sua primeira reação. Como você tentaria negociar (ou nem tentaria negociar)? Você tenderia a abrir mão da sua vontade? Na segunda coluna, anote como você se comportaria de acordo com a nova atitude. De que forma se colocaria? A dica é: elegância e objetividade!

RAIO-X DA SITUAÇÃO

PRIMEIRA REAÇÃO	NOVA POSTURA
COMPANHEIRO	

56 *Natália Leite - 2 P/ MIM*

AMIGA

COLEGA DE TRABALHO

A culpa é das ameixas

A vida "perfeita" dos vizinhos recém-casados não tem nada de perfeita. Eles moram no primeiro andar, por isso, a área de lazer do condomínio é quase um camarote para a varanda deles. Claro que, em condições normais, só dá para ver, não dá para ouvir. Agora, se eles estiverem berrando loucamente, a coisa muda de figura. Foi justamente o que aconteceu no sábado, para interromper minha manhã de sol.

– Vinte ameixas?! Você é idiota? Faço o que com isso tudo?

A mulher perguntava aos gritos, sem receio nenhum de perder a voz.

– Você não me ouve? É burro?

Puxa, tanta violência por umas ameixas a mais? A enxurrada de xingamentos seguiu, sem trégua. Aí, o "recém-marido", que até então devia estar tentando acalmar a fera, entrou com gosto na briga:

– Cala a booooca que o prédio inteiro está ouvindooooo!!!

Vixe, foi pior.

– NÃO ESTOU NEM AÍ!!!!!!!!

Ela reagiu com fôlego impressionante. O próximo berro da loira foi o anúncio de sua volta à casa dos pais. A porta bateu do jeitinho que você está imaginando. Silêncio de novo.

A senhora que também curtia o sol disse:

– Não dou seis meses pra esses dois.

Sorri e voltei para o livro. Concordo, mas faço um esforço para não entrar em conversa vazia. Mas ali, quietinha, mergulhei na cena. O que pode estar por trás de tanta agressividade? Esse casal há pouco fez uma série de juras de respeito, de amor e cumplicidade. E o excesso de ameixa derruba tudo? Não pode.

Parece que ninguém ali está curtindo a vida que escolheu. Vai ver ela casou porque queria se sentir escolhida. Por aquele cara? Não necessariamente. Mas devia estar decidida a ter uma aliança daquelas bem grossas. É esse que tem? Vai esse mesmo. Ou, quem sabe, ele forçou a barra. De repente, convenceu-se de que estava na hora, os amigos já casaram, já têm filhos. Decidiu casar. Com ela? Ah, pode ser.

Medo de ficar pra titia, de não achar alguém melhor, de decepcionar a família – não falta motivo sem sentido para seguir o roteiro que todo mundo vem repetindo há séculos. Desculpe a franqueza, mas para mim isso é ser comandado pelos outros. É ser marionete.

Alguém ensinou a gente que existe "hora pra casar", que é infelicidade "ficar para titia" ou que "um marido é melhor que nenhum". Não acho mesmo. Amo ser titia e estou certa de que nenhum marido é muito melhor que qualquer um.

Não sou fã de receitas. As pessoas mais legais que conheço também gostam do novo, da experiência. Há um milhão de formas de viver bem. Casamento pode ser ótimo. Pode ser péssimo. Não é regra nem garantia de felicidade. Acredito no amor, no encontro positivo entre duas pessoas. Acredito também que sintonia de valores e decisão de construir um amor real são as únicas razões que justificam a escolha. Os vizinhos do primeiro andar estão aí para provar que casar por qualquer outra razão traz o risco de algumas ameixas mandarem tudo pro beleléu.

💊😊 Pílula do bem-estar

Todas nós somos bombardeadas diariamente, desde a infância, com informações sobre o príncipe encantado, o par ideal que devemos buscar. Isso pode distorcer e se sobrepor aos nossos valores pessoais, ao que realmente importa pra gente. Vale a pena se casar só para sair da casa dos pais ou para dizer que tem um marido? Na vida tudo tem que ser de verdade. A proposta do exercício de hoje exige recolhimento, introspecção. Use o espaço abaixo para listar o que você procura num relacionamento amoroso. Esqueça o que a mãe, as amigas ou as primas disseram ou fizeram. Tire a comparação de cena. Do que VOCÊ gosta numa companhia? Preencha com toda sinceridade.

VALORES

_____

_____

_____

_____

_____

_____

ATITUDES

CARACTERÍSTICAS

Luz, câmera, ação!

Hora da verdade. Diga se nunca aconteceu com você: é conhecer o sujeito, mapear o perfil e começar o teatro? Você se transforma na bonequinha perfeita dos sonhos dele. O cara gosta de academia? Lá vai você se matricular. É roqueiro? Roupas pretas e tachas metálicas, lá vamos nós! A gente esquece quantas vezes fazemos papéis e quebramos a cara. Aconteceu mais uma vez com a Luciana. Como boas amigas, fomos à casa dela na missão de levantar o astral. As quatro falando, mil opiniões, certezas, teorias. De repente, entra na sala dona Cleuza, a diarista. Ela veio pisando forte, parou, se escorou na vassoura e, com jeito de quem não aguenta mais ouvir tanta bobagem de moças supostamente inteligentes, diz:

– Sozinha a Luciana é o dobro!

Uau! Será que ela estava bebendo lá dentro? Foi a pergunta implícita na troca de olhares entre as amigas. Mas as caras de espanto não pararam a dona Cleuza, que embalou no discurso:

– Solteira essa menina brilha! Cheia dos negócios, cheia dos compromissos. Ri que enche a casa, mas quando começa a namorar, ela vira uma coisinha insegura, correndo atrás dos marmanjos, vigiando o celular pra ver se toca.

Aí a Lu se manifestou:

– Poxa, dona Cleuza, mulher é assim mesmo.

Ah, a superdiarista empinou o peito e reagiu firmemente:

– Só se for as bobas! Lá onde eu moro elas namoram, terminam, casam e descasam, mas não se esquecem de quem são, não. Não se esquecem de fazer o que gostam, nem de tocar a vida, não. Agora, vocês! Qualquer cabra sem-vergonha já faz vocês desmontarem. Deus me livre!

Foi aquele silêncio. Cada uma pensando em quantas vezes criou personagens para agradar camaradas bem mais ou menos e lembrando do preço alto para sair de furadas colossais. Do silêncio veio a certeza de que dona Cleuza é o oráculo do amor, tem as respostas de que a gente precisa. Toda vez que as moças estão com o coração apertadinho, apesar de tanto estudo, tanto curso, lá vamos nós bater na porta da Lu:

– Dona Cleuza está aí? Posso dar uma palavrinha?

Trocando em miúdos, a dona Cleuza mostrou que é preciso lembrar sempre disso: cada indivíduo é a primeira pessoa na própria vida. Claro que é bom se apaixonar, e construir um amor de verdade é melhor ainda. Para isso, é vital manter a própria essência. Transformar-se em uma pessoinha desesperada para agradar, improdutiva, sonhando como princesa de desenho e realizando quase nada é certeza de frustração.

💊☺ Pílula do bem-estar

Patricia Tucci é especialista em imagem pessoal e uma das professoras da Escola de Você. Ela costuma dizer que uma imagem falsa não se sustenta por muito tempo. Quando a gente se veste de um personagem, acaba ferindo nossa essência e perdendo contato com o estilo e os valores que nos são próprios. Quais são os seus? Use o espaço abaixo para se lembrar de características que são só suas e que fazem de você uma mulher única e especial. Se você não conseguir preencher a tabela hoje, tudo bem! Sem sofrimento. Vá em frente e volte quando quiser.

Amor pra sempre **63**

MINHAS CARACTERÍSTICAS:

FÍSICAS

_____

_____

_____

_____

_____

_____

_____

_____

_____

EMOCIONAIS

_____

_____

_____

* ÚNICAS *

Amor pra sempre **65**

Tá faltando companhia boa! Será?

A Giu diz que o Marco, amigo da turma da faculdade, é um sujeito "rústico". Essa é uma forma elegante de dizer que o camarada é grosso. A gente só aguenta porque ele é muito inteligente. E também porque é o único que tem coragem de dizer umas coisas que a gente precisa ouvir, sabe? Outro dia, bateu a síndrome da "pobre de mim". Sabe aquele dia que você se acha a última das criaturas? Pois bem. Resolvi ligar para o "rústico".

– Marco, por que eu não encontro um cara bacana, que goste de mim, hein? Ele rebateu na lata:

– E por que o cara iria gostar de você?

Fiquei in-dig-na-da com a pergunta.

– Ué, porque eu sou legal, simpática.

Na maior naturalidade, sem nem alterar a voz, ele seguiu:

– Grande coisa. Ah, Natália, qualquer idiota é simpática. Aliás, boa parte dos maiores cretinos do planeta é bem simpática.

Nessa hora, o sangue ferveu. A minha vontade foi interromper e dizer que ele nem isso consegue, mas o Marco nem deu pausa, seguiu ainda o raciocínio:

– Olha, estou ocupado, então, vou dizer logo o que você precisa ouvir. Não vai aparecer um cara que goste de você só pelo o que você é por uma razão muito simples: nem você gosta de você pelo o que você é hoje. Então, faz assim: comece a se transformar numa pessoa parecida com a que você quer ter ao seu lado.

Sabe quando uma afirmação vem como um chacoalhão? Nem eu gosto de mim pelo o que sou? Não entendi bem, mas fez sentido. Por isso, mudei o tom de "mimimi" (que sei que ele odeia) e pedi mais explicação.

– Natália, as pessoas têm necessidades. Elas querem companhias interessantes. Essa história de só quero alguém que goste de mim é mentira. Fala aí o que você quer em um namorado? Simpatia? Pode ser um ladrão simpático?

– Claro que não, Marco! Tem que ser um cara sério, que saiba dançar, goste de cinema e me leve pra praia.

Aí o Marco soltou uma gargalhada.

– E você sabe dançar? Me engana que eu gosto! Quando foi a última vez que você foi ao cinema sozinha, só pelo filme? E vai me dizer que "gosta" de cinema? Outra: se você gosta tanto de praia, não vai por quê? Qual é a dificuldade? Vá, ué! Se transforma nessa companhia dos seus sonhos que ele aparece. Vá fazer aula de dança, vá ao cinema e aí, quem sabe, você cruza com o camarada lá. Entendeu? O problema não é o mercado, é você. Tchau.

Pior do que engolir a raiva de o cara desligar o telefone na minha cara, foi ter de admitir: o Marco tá coberto de razão. A dica é preciosa! Não tem mistério. Não é tão complexo assim. Ser a pessoa que você gostaria de ter ao seu lado é o primeiro passo para ser notada por alguém com os mesmos valores.

💊😊 Pílula do bem-estar

Que príncipe encantado não cai do céu e nem bate à sua porta a gente já entendeu, certo? Para achar um cara legal você tem que ser legal e fazer coisas legais! Agora que você já relembrou seus próprios valores e também escreveu sobre o que quer em um companheiro, é hora de responder: quais ambientes combinam com quem você é e com as companhias que você quer para sua vida? Para ajudar a responder, fizemos uma lista. Circule as alternativas coerentes com a vida que você quer construir para si e faça a sua própria lista.

festa

museu

bar

palestras

parque

teatro

praia

livraria

cursos

atividades ao ar livre

68 Natália Leite - 2 P/ MIM

Aquecendo os motores

Quanto mais segura de quem você é, do que gosta de fazer, e das suas metas e valores, mais fácil será identificar um parceiro de vida em sintonia ou resgatar o brilho de uma relação desgastada. Por isso, a ideia agora é colocar você em contato com as suas conquistas e prepará-la para as próximas. O que você fez até aqui que é motivo de orgulho? Uma viagem na qual você conheceu pessoas interessantes? Um trabalho social? Use o espaço para registrar as coisas legais que você fez e para planejar as que estão por vir.

COISAS BACANAS QUE JÁ FIZ

O QUE VOU FAZER
(SE QUISER, PODE APROVEITAR E ESTABELECER PRAZOS)

"Depois de tantos problemas, descobri que só precisava acreditar em mim. Tenho que ser somente eu, afinal, tenho valor."

Deriene Elvis, Aparecida de Goiânia, GO

" Aos poucos, a minha vida está começando a caminhar para outro rumo. As histórias que a Natália conta têm grandes ensinamentos. Compreendi que mínimas mudanças de atitudes e comportamentos transformam minha visão diante da vida e em relação ao próximo. E que, quando mudo, percebo as mudanças à minha volta. A questão é absorver o que é bom e jogar no lixo o que faz mal. Ainda não consegui melhorar tudo, mas aos poucos chego lá. São tantas coisas que preciso melhorar!"

Leila Santos, Salvador, BA

Ser quem sou, amar quem sou

Quando tem reunião com a Pamela, a chefe do departamento, todo mundo já chega para trabalhar em pânico. Ela entra na sala e não tem nem "bom-dia", logo começa:
– Fulana, liga pra fábrica, faz isso, aquilo e aquilo outro.
– Beltrano, e os resultados do mês?
O colega, todo orgulhoso, tenta:
– Nossa equipe alcançou a meta do mês e...
Imediatamente é cortado pela Pamela:
– É o mínimo.

A reunião segue sem Pamela dar chance ao funcionário de terminar o raciocínio e sem qualquer reconhecimento pelos resultados.

Não é à toa que as pessoas vão embora do departamento na primeira oportunidade que aparece. A Pamela parecia nem ligar. Até o dia que a Valdete, secretária da vida toda, entrou na sala com toda delicadeza:
– Com licença, dona Pamela, estou pedindo demissão.

– Ok. Já pediu e eu não aceitei. Agora, faz uma transferência da minha conta-corrente para essa daqui.

E estendeu o braço com um papel cheio de anotações, sem nem levantar os olhos para a secretária. Valdete tentou de outra forma:

– Dona Pamela, estou indo embora.

A chefe então, quase sem paciência, disse:

– Mas por quê? Se é dinheiro, te dou um aumento! Agora, deixa de frescura e vai trabalhar.

Valdete respirou fundo, contou até três e explicou que o problema não era dinheiro. Ela disse:

– Sabe o que é? É que a senhora é muito boa no que faz, mas é péssima com as pessoas. Outro dia, passou meia hora se lamentando pelo fato de a Márcia ter ido embora da empresa. Listou todas as qualidades dela. Por que nunca elogiou a moça? Por que não deu valor?

A chefe carrasca respondeu furiosa:

– Valdete, não dá pra perder tempo com isso!

Mas, desta vez, a secretária não teve dúvida. Falou exatamente o pensava:

– Dona Pamela, as pessoas precisam de reconhecimento assim como precisam de comida. Um estímulo muda o dia, dá vontade de fazer melhor. Deixa a gente feliz. Agora, a decisão é da senhora: "perde tempo" ou perde as pessoas.

E sabe o que aconteceu? A bruxa caiu no maior choro, de soluçar!

– Sabe, Valdete, você é muito importante pra mim. Cuida de tudo tão bem! Não saberia o que fazer se você fosse embora. Já viu quanta gente me abandonou?

Valdete até ficou com pena, mas já era tarde. Na maior elegância e educação, disse:

– Desculpa, dona Pamela, mas eu vou ser feliz. A turma está me esperando para a despedida. Beijo, tchau.

A decisão da Valdete é mais uma prova de que reconhecimento está entre as necessidades fundamentais das pessoas. Todos nós queremos ser valorizados pelo esforço que fazemos. Essa é uma dica importante para qualquer relacionamento, seja com subordinados, seja com superiores na hierarquia da organização. O valor mais importante em qualquer empresa, das grandes às microempresas, é um só: as pessoas. Pessoas satisfeitas fazem negócios que dão certo!

💊☺ Pílula do bem-estar

Os grandes líderes são aqueles que ouvem as pessoas e mantêm a mesma humildade de quando começaram. Eles têm consciência de que a gente nunca para de aprender, e colhem bons resultados porque inspiram seus colaboradores a darem o melhor de si. Todo mundo cresce e ganha.

Começamos com uma tarefa para ser feita ao longo da semana. Eleja uma personalidade que te inspire – Catarina, a Grande, que transformou a história do império russo? A empresária do setor hoteleiro Chieko Aoki? Luiza Helena Trajano, do Magazine Luiza? A pintora Frida Kahlo? A empresária à frente da camisaria Dudalina, Sônia Hess? A atriz Angelina Jolie? Faça uma pesquisa sobre a pessoa que inspira você com olhar de aprendiz mesmo. Quais das características dessa líder você pode trazer para o seu dia a dia?

Personalidade escolhida:

Trajetória:

Hobbies:

Livro preferido:

Filme preferido:

Frases:

Características:

Gentileza sempre compensa

Noite de formatura é sempre especial. No meu caso, estava animadíssima com o vestido escolhido para a festa. Sabe quando a pessoa está com a autoestima no teto? Pois bem, era assim que eu estava naquele momento... me achando! Estava louca para terminar logo a parte de fotos com a família para cair na pista de dança com a turma, mas, logo depois do último clique, meu avô me pegou para conversar. Eu bem que tentei adiar:

– Sério, vô? Não dá para ser amanhã? Olha só quantos gatinhos, vô. Não empata!!

Mas ele fez questão de o papo ser ali mesmo:

– Vou dizer uma coisa que vai valer mais que o seu diploma.

Ele disse com um ar todo formal. E eu pensando: "Jura? Sermão agora? Ninguém merece!"

Para acelerar a coisa, achei melhor não dizer nada. E ele prosseguiu:

– Minha neta, já parou para pensar que a gente não faz nada sozinho? Você sonha em trabalhar na televisão, certo? Sem o moço da câmera, não tem reportagem, não. Aprenda a lidar com as pessoas. Todo mundo é amigo ou inimigo. Depende de como você trata cada um.

Enquanto a festa pegava fogo, ele contou que, quando era vendedor, entrou na loja um casal mal vestido e ninguém quis atendê-los. Meu avô, que era muito pobre, ficou tão chateado com o desprezo dos outros vendedores que resolveu levantar e cuidar daqueles clientes com a maior atenção do mundo. No fim, eram fazendeiros muito ricos que por causa da aparência simples sempre eram tratados com desdém. Eles fizeram uma ótima compra e com a comissão daquele mês meu avô deu entrada no primeiro carro que teve. Naquela noite não dei muita bola pra conversa. Afinal, foi um alívio quando ele me liberou para balada. Hoje, entretanto, sempre que estou sem paciência e saco para dar atenção às pessoas, lembro da dica: todos à minha volta podem abrir ou fechar portas, depende de como me comporto com cada um. Sabe que ajuda? Acho até que não foi exagero dizer que a lição valeu mais que o diploma. Confesso que se pudesse voltar no tempo deixaria ele falar mais, muito mais!

💊☺ Pílula do bem-estar

Gentileza sempre vale a pena. Não tem desculpa. Pressa, estresse, não conhecer a pessoa, nada justifica grosseria. Sabe por quê? Porque, além de fazer o outro se sentir mal, em algum momento a ficha cai e a gente se cobra, se culpa.

Hoje, vou apresentar a você o desabafo inteligente, que evita arrependimento e mais confusão. Funciona assim: quando alguém for grosseiro, incompetente ou te causar raiva, em vez de rebater na mesma moeda, você vai respirar fundo e escrever. Minha sugestão é que pegue um pedaço de papel e escreva tudo o que tem vontade de dizer para aquela pessoa. Também vale gravar um áudio no telefone celular ou escrever um rascunho digital. Seja qual for a forma, o importante é que você não envie o desabafo. A ideia é tirar tudo aquilo de dentro de você. Só depois de pelo menos duas horas, já mais calma e tranquila, após fazer o exercício de se colocar no lugar do outro, avaliando as condições dele, você vai decidir o que fazer.

Pode ser que essa situação não apareça hoje, mas, na próxima vez em que ela surgir, coloque em prática o desabafo inteligente e depois escreva aqui como você se sentiu, qual foi sua decisão e como você avaliou o resultado dessa nova postura.

O nome mais lindo do mundo

Quem nunca pagou o mico de ver uma loja com o próprio nome e dizer para quem está perto: "Olha, olha, gente!!! Janete Presentes! É minha loja!!" Ou então, a pessoa que se chama Augusta vai passear em São Paulo e, quando passa na rua que tem seu nome, faz pose, tira foto com a placa, manda para os amigos e posta no *Facebook*. Não é à toa que as lojas de presentes são repletas de camisetas, placas e caderninhos com diferentes nomes estampados.

Tem gente que diz que essa paixão pelo próprio nome é coisa de pobre, mas não é mesmo! Os bairros chiques estão cheios de mulheres sofisticadas e endinheiradas desfilando com o nome escrito em ouro pendurado no pescoço. Aposto que você também já viu!

Não tem jeito. Todo mundo gosta de ver e de ouvir o próprio nome. Não é bom quando alguém que você nem espera te chama pelo nome? Pode ser o cobrador do ônibus ou o funcionário de uma loja – a gente gosta! Outro dia, na padaria, estava na fila e ouvi a senhora que estava na minha frente:

– Boa noite, Vanessa, hoje quero seis pãezinhos.

– A senhora gosta do pão mais moreninho, né, dona... dona... Como é mesmo o seu nome?

E a senhora respondeu:

– É Florinda.

Ela falou com educação, mas com aquele jeito de quem está de saco cheio de repetir a informação pela milésima vez. E aí completou, meio brincando, meio falando sério:

– Qualquer hora fico triste e não volto mais, hein? Mais de um ano me atendendo todo dia e você não lembra meu nome, Vanessa?!

Até eu fiquei meio sem graça! Pode parecer bobagem, mas não é. Todo mundo gosta de ser lembrado, de ser reconhecido. Chamar as pessoas pelo nome cria abertura e boa vontade. Constrói a imagem que as pessoas têm de você. É um daqueles detalhes que aumentam o seu valor como amiga e como profissional. E mais importante: faz a gente se sentir bem com a gente mesma quando vem aquele sorriso que diz:

– Olha! Ela lembrou o meu nome!!!

Pílula do bem-estar

Existem técnicas para memorizar os nomes das pessoas. O primeiro passo é perguntar e prestar atenção, claro. Depois, repetir. Conheceu o Asdrúbal? Repita o nome dele em voz alta: "Prazer, Asdrúbal". Anote. Se aquela é uma pessoa que você voltará a encontrar, escreva o nome pelo menos três vezes e faça associações. A Marcela tem o nome da minha prima. A Ângela associo à imagem de anjos. A Margarida, da flor. Há alguma música com aquele nome? Não tenha receio de perguntar de novo se for preciso. Há algum cliente, amigo ou namorada de algum familiar cujo nome você sempre esquece? Use o espaço abaixo para pôr em prática as dicas.

O que parece é

A gente precisa se convencer: o que parece, na maior parte das vezes, é. Sabe aquele ditado: onde há fumaça, há fogo? Então, vou contar duas histórias curtinhas que mostram como essa lógica faz sentido também com relação a homens e suas personalidades. Minha amiga Luciana conheceu um bonitão na balada. Um cara superdivertido, mas com aquele jeito de estar "na caça" o tempo todo, sabe? Radar ligado e pescoço virado para cada mulher que passava.

"Hum, parece galinha." A Luciana sentiu, mas logo pensou que estava paranoica, imaginando coisas e resolveu entrar de cabeça no romance. Rapidinho ela já estava naquele ritmo de troca de mensagens apaixonadas o dia inteiro e cheia de expectativas.

Na mesma semana, fomos jantar num restaurante bem bacana que eu queria conhecer e adivinhe quem estava lá? Acertou se disse o bonitão superdivertido. O detalhe é que ele estava acompanhado de uma baita morena e tinha dito para minha amiga que só não poderia encontrar com ela porque precisava cuidar da avó. Uau. Que avó! Não preciso nem contar sobre a decepção e o sofrimento da Luciana porque essa novela você já viu.

Outro caso de frustração por não atentar ao que parece foi o da Joana. Ela é a nossa amiga "cabeça" e tem um gosto indecifrável para homens. Recentemente, Joana se encantou com um colega de trabalho que é do tipo ranzinza, mau-humorado. Não entendo como, mas o fato é que a moça caiu de amores, achou o sujeito superinteligente.

No primeiro encontro, o cara, que apelidamos de "zangado", fez as contas e disse a Joana o valor da parte dela no jantar. Ela estranhou, afinal, ele havia escolhido o lugar e diz a etiqueta que se a pessoa define o restaurante – independentemente de ser homem ou mulher – é ela quem paga. Mas, beleza. Tudo certo. Porém, quando o camarada fez questão de esperar uma (sim, você leu certo, uma) moeda de dez centavos de troco, Joana teve uma sensação de frio na barriga.

"Putz... esse cara parece pão-duro." Foi o que ela sentiu, mas rapidamente se convenceu de que aquilo era na verdade uma vantagem. Afinal, o que há de errado com alguém que dá valor a cada centavo que conquista?

Choque de realidade, meninas! O que parece, costuma ser! Aliás, entre as coisas que precisamos aprender com os homens está a objetividade. Se não gostam da mulher, nunca mais se ouve falar na figura. Se tem um sinal de que algo pode não interessar a ele, tchau! E a gente? Já parou para pensar sobre o quanto fazemos concessões, ignoramos nossas percepções e nossos instintos para ver onde vai dar? Para quê?

Pra se envolver, esticar a corda e depois sofrer com o fim do que nem deveria ter começado. Início de relacionamento já é revestido de açúcar, cada um apresenta seu melhor. Se ainda assim a gente sente que alguma coisa parece estranha, vamos combinar: deve ser estranha mesmo! Que tal ficar ligada naquele primeiro *flash* da intuição? Intuição é um bicho que não fala. Mas a gente sente e não erra!

💊😊 Pílula do bem-estar

O que vale para sua vida emocional vale também para sua vida profissional. No amor, príncipe encantado não existe, não é mesmo? A gente precisa construir uma relação. No trabalho é a mesma lógica. A gente vai construindo o dia a dia saudável com colegas e chefes. Para isso, estar atenta às próprias percepções é fundamental. Hora de fazer seu balanço interior. Você consegue se lembrar de situações em que ignorou sinais ou sua intuição e se arrependeu depois? Como você faria diferente hoje?

SITUAÇÃO EM QUE ERREI

COMO AGIRIA SE PUDESSE VOLTAR NO TEMPO

O que todas amamos

Um dia desses, eu estava sentadinha no metrô, lendo, quando uma senhora puxou papo:

– Minha filha também ama essa revista! Sabe que minha filha... blá, blá, blá... Meu marido...blá, blá, blá... E eu... blá, blá, blá.

Até tentei entrar na conversa uma ou duas vezes, mas fui atropelada pelo discurso entusiasmado dela. Cheguei a levantar o dedinho e abrir a boca, mas não deu para falar uma palavra sequer.

Assim que cheguei ao trabalho, uma colega veio contar:

– Menina, você não acredita o que aconteceu comigo hoje!

E disparou a contar detalhe por detalhe do próprio problema. Na hora do almoço com uma amiga, quase não consegui cumprimentá-la porque ela já chegou dizendo:

– Sabia que o Otávio me ligou?

Eu, que estava louca pra falar de mim, não tive a menor chance. Nesse dia, percebi que o assunto preferido de qualquer pessoa é ela mesma. Pode observar! A gente sempre acha que o papo foi ótimo se falamos dos nossos filhos, das nossas ideias, dos nossos problemas. Por outro lado, se a outra pessoa só falou dela, a gente pensa: "Hum, que conversa chata".

Resolvi perguntar sobre esse assunto para uma amiga que adora um papo cabeça:

– Denise, eu estou maluca ou todo mundo gosta mesmo é de falar de si?

Ela riu e disse:

– Exatamente. Aliás, os caras que mandam no mundo sabem e usam isso.

Aí ela explicou com aquele ar de professora que a lógica é muito simples. Todo mundo gosta de se sentir importante, interessante. É natural que as pessoas criem conexões com aquelas que sabem dar atenção.

A dica que a Denise compartilhou é a seguinte: todo mundo gosta de ser ouvido e a gente deve usar esse fato em nosso favor. Quer fazer negócio? Uma amizade? Descubra quais são os interesses da pessoa e puxe conversa. Desenvolva interesse genuíno por ela. No lugar de fazer discurso sobre você mesma, faça perguntas sobre ela. Isso aproxima e você ainda corre o risco de aprender alguma coisa interessante. Pode apostar que todo mundo ganha.

🔋😊 Pílula do bem-estar

Não é à toa que a natureza nos deu dois ouvidos e uma boca. Se sai melhor quem consegue ouvir mais do que falar. A proposta de hoje é colocar em prática a percepção de que suas relações melhoram quando você se interessa de verdade pelas pessoas. Vá à luta! Ponha isso em prática nas próximas interações que terá no seu dia a dia. Depois, volte aqui para registrar como você se sentiu, o que aprendeu, o que ganhou e até o que descobriu não funcionar para você.

QUEM OUVI

COMO PUXEI CONVERSA

O QUE SENTI

O QUE APRENDI

🐝 Aquecendo os motores

Nesta semana, confirmamos que sucesso não é acaso e sim algo que se constrói com as atitudes do dia a dia. Das mais simples, como lembrar o nome das pessoas, às mais desafiadoras, como manter a gentileza mesmo sob pressão. Com base no que vimos nos últimos dias, reflita: quais suas maiores dificuldades? E seus pontos fortes? Use o espaço a seguir para fazer o rascunho das dicas que irão para o seu manual. Do que você precisa lembrar quando for apresentado a um possível cliente ou amigo? Utilize as linhas abaixo para registrar seus próprios alertas e volte quando quiser para ajustar suas anotações.

"Nunca imaginei que aprenderia tanto!
Agora, estou tomando as rédeas da
situação, me equilibrando emocionalmente,
saindo da posição de vítima, me amando e
seguindo em frente com a cabeça erguida!
Foi muito importante 'tirar' um tempo
das minhas horas vagas para olhar pra
mim e me reconstruir. Pude me libertar de
medo, culpa, perfeccionismo, insegurança,
inferioridade... Pude enxergar a vida com
outros olhos, me sentir viva e acreditar que
posso novamente sonhar."

Roseana Paula de Ávila, Amparo, SP

"Aprendi que a mocinha bonitinha que
sofre a novela inteira não é modelo
para ninguém".

Viviane Rodrigues Porto, São Paulo, SP

Sucesso não é sorte

Volta e meia eu paro para tomar um lanchinho na padaria da esquina de casa. A Michelle, que trabalha lá, nem pergunta mais:
– Oi, Natália! Já tá saindo o seu pedido de sempre.

Dali a pouco vem ela com pão na chapa quentinho e um café com leite. Tudo gostoso, sempre igualzinho, mas o melhor daquela padaria, sem dúvidas, era a salada de frutas. Esse item variava. Às vezes, vinha normal: frutas cortadas numa tigela. Outras vezes, era obra de arte! Tudo cortadinho no maior capricho. Nem um respingo em volta do prato, folha de hortelã para enfeitar, um salpicadinho de canela em pó e ainda vinham dois potinhos ao lado, um de aveia e um de mel.

A cada visita, eu torcia para ser "sorteada" com o trabalho perfeito. Até que um dia, parou de vir a salada linda e perguntei:
– Michelle, por favor, cadê o artista da salada de frutas?
– Ah, minha filha, a Madalena tá chique demais. Um dia desses, a dona de uma confeitaria dessas de grã-fino parou aqui por acaso e pediu salada de fruta. Quando viu o capricho, ficou igual você, toda empolgada.

A Michelle contou que a moça amou o serviço e convidou a Madalena para ir trabalhar com ela fazendo doces para casamentos. Parece que o dono da padaria até tentou segurar a funcionária, chegou a oferecer vantagens para ela ficar, mas a dona da confeitaria estava decidida. Aumentou mais ainda a oferta e levou a Madalena embora.

Fiquei feliz com o crescimento da moça talentosa, mas meio triste com a previsão das frutas cortadas sem o menor charme dali em diante. Michelle sentiu minha frustração olhando para a tigela de frutas e disse:

– A vida é assim. Quem faz só a obrigação, recebe só o básico. Mas quem faz com amor e busca se superar todos os dias, vai embora, voa!

É bem por aí! A gente nunca sabe quando uma oportunidade vai surgir, quando um convite vai aparecer ou quando a empresa vai fazer um corte no quadro de funcionários. A única coisa que cada pessoa pode controlar totalmente é a qualidade do próprio trabalho e isso vale muito!

💊☺ Pílula do bem-estar

A dica de hoje é do grande Tom Peters, professor da Universidade de Stanford, nos Estados Unidos. Ele diz que excelência são os próximos cinco minutos: a próxima conversa no corredor, a limpeza que você precisa fazer em casa, o serviço que vai entregar. De cinco em cinco minutos, você constrói seu valor e sua reputação.

O exercício do dia é pôr em prática essa lição. Onde você vai imprimir sua marca de excelência? Ao arrumar a cama? Ao deixar a pia sempre limpa? Ao comer fruta no lugar do chocolate? Ao reler o *e-mail* antes de enviar? Ao evitar a fofoca? Ou ao ouvir de verdade o outro? Anote aqui as suas escolhas.

Primeiro, calma!

Imagina só: o despertador não tocou. Você está atrasada. Bem que precisava lavar os cabelos, mas não dá tempo. Comer? Sem chance. Você já deve ter vivido algo parecido e, quando o dia começa desse jeito, costuma ser ladeira abaixo.

Outro dia a Camila entrou nesse mesmo "circuito de estresse" quando recebeu um *e-mail* da escola do filho. Ela leu a mensagem e descambou!

– Mas não é possível! O que será que esse menino aprontou agora? Deve ter se metido em briga de novo. Está ficando igualzinho ao pai! Aliás, vou ligar para o pai dele e falar umas verdades agora mesmo.

Graças a Deus, Pedro, o namorado dela, estava junto e disse bem firme:

– Camila, primeiro, calma. Quando essa máquina de imaginar coisa ruim liga na cabeça da gente, nada mais funciona. Para, respira, sente os pés no chão.

Ela estava pronta para começar a argumentar:

– Mas eu estou calma! É você que não está entendendo.

Camila aprendeu que Pedro costuma acertar nos momentos mais tensos, por isso, engoliu seco e obedeceu. Fechou os olhos e respirou fundo.

Aí o Pedro perguntou:

– Está calma? Então agora é a hora de partir para a ação. Qual é a atitude lógica a partir da informação que você recebeu?

Com calma, em vez de ligar para o pai do menino, ela percebeu que precisava primeiro ligar para a escola e entender o motivo da convocação. Descobriu que o assunto a ser tratado

Sucesso não é sorte **95**

não tinha nada a ver com o filho; era uma reunião com os pais para tomar uma decisão sobre a mensalidade.

Ela contou essa história do susto com o *e-mail* numa conversa sobre a importância de a gente manter nosso centro, ou seja, nosso autocontrole. Ouvir o relato da minha amiga me convenceu de que o namorado zen sabe das coisas: serenidade é mesmo o ponto de partida. A gente precisa aprender a retomar a calma para evitar que o dia entre naquele efeito dominó em que tudo despenca. Afinal, quando a gente cai na irritação, acaba se descontrolando e se arrependendo.

💊☺ Pílula do bem-estar

O Pedro e sua super-habilidade foram cruciais para o dia da Camila não se tornar um pesadelo. Eu sempre lembro dessa história quando estou quase perdendo a calma e a razão. Às vezes, a gente nem percebe o quanto as pessoas ao nosso redor têm impacto na vida da gente, para o bem ou para o mal! Então, a tarefa de hoje é fazer um balanço das suas companhias mais frequentes. Observe os bons hábitos das pessoas bacanas com quem você convive e avalie quais você pode trazer para o seu dia a dia. O próximo exercício será útil.

HÁBITOS DE VALOR

COMO TRAREI PARA MINHA VIDA

Sou minha melhor amiga

Tem dia que a gente acha que não vai dar conta de tantas responsabilidades, não é mesmo? Hoje foi um desses dias para uma amiga muito querida. Cheguei para almoçar na casa dela, como combinado, e levei um susto quando a Thais abriu a porta com uma cara de enterro.

– O que foi, amiga?

Era a deixa que ela precisava para cair no choro e fazer um discurso gigante, narrando todos os motivos pelos quais a vida dela parecia insuportável:

– Não vou conseguir terminar aquele trabalho até segunda-feira e ainda acabei perdendo a paciência com a minha mãe e briguei com ela. O meu namorado também não me entende. Ai, tudo dá errado comigo!

Olhei para aquele mulherão atendendo a porta de pijamas ao meio-dia e não aguentei:

– Amiga, se enxerga! Você é competente, tem um trabalho legal e uma família incrível. Reage, se organiza e deixa de drama.

Coloquei uma música que ela ama e empurrei a moça para o banho enquanto preparava uma comidinha gostosa. Falei umas bobagens só para descontrair e depois a gente conversou de verdade. Pensamos em soluções para os problemas que estavam apertando o coração dela e, rapidinho, ela era outra mulher.

Já no fim da tarde, quando estava me preparando para ir embora, Thais disse:

– Nada como a melhor amiga para salvar a gente, né?

Dessa afirmação surgiu outro papo e nós duas chegamos à conclusão que existe uma técnica para sair do buraco! Na hora da raiva, da tristeza ou do estresse, a gente pode se perguntar:

"O que minha melhor amiga faria por mim agora?". Claro que depende da situação, mas a sua amiga poderia dizer: "Não, não liga para aquele cara que só te põe pra baixo!", e te levar pra dar um passeio no parque só para não correr o risco de você fazer besteira. Em outra ocasião, ela poderia te convencer a não entrar no bate-boca com a colega de trabalho e deixar para conversar com calma depois.

Claro que bom mesmo é ter a amiga por perto nas horas difíceis. Mas, se não for possível, vale colocar em prática essa lógica simples: agir como sua melhor amiga agiria. No lugar de se descabelar e ficar buscando mais razões para sofrer, desacelerar, se ajudar. Tratar-se com o ca-ri-nho!

🔋😊 Pílula do bem-estar

Quando a gente se conhece, tudo fica mais fácil. A tarefa de hoje será muito útil para a próxima vez em que você estiver se sentindo como a Thais da história anterior. A proposta é colocar no papel: o que levanta o seu astral? O que faz você se sentir melhor em momentos difíceis? Que tipo de música alegra seu coração? Há algum tipo de atividade, como andar de bicicleta, que faz bem a você? Dedique o dia para pensar e registrar no espaço abaixo quais atividades você pode fazer. Quando algum gatilho começar a derrubar seu astral, corra para essa lista e trate de usar essas atividades como ferramentas. Dessa forma, é mais fácil interromper o ciclo de pensamentos ruins que derrubam a gente.

MINHAS FERRAMENTAS DE BEM-ESTAR

O peixe morre pela boca

Zeca é um cara inteligente, preparado, conhece muita gente e vive cheio de ideias e projetos fantásticos. Toda vez que encontro com ele, ouço algo mais ou menos assim:

– Estou fechando um negócio que vai ser *show*! Vou montar um restaurante que vai ser o melhor da região.

Passa um tempinho, encontro o Zeca de novo. E lá vem ele com outro plano, completamente diferente.

– Ué, Zeca, mas e o restaurante?

É a pergunta inevitável.

– Pois é, não deu. Mas agora ouve só o que está rolando. Quase fechado!

O triste é que não fecha. Zeca não é um mentiroso. Não é isso. O problema é que ele comemora antes de realizar. Quando a coisa começa a andar, ele se empolga, acaba falando demais e se distrai do que precisa ser feito. Como o foco no trabalho vai embora, desanda tudo. Enquanto ele antecipa o gostinho do sucesso, o concorrente está lá quietinho, construindo todo dia, sem fazer barulho. Quando vê, o outro que estava longe do objetivo fecha negócio. E ele, que estava perto, fica a ver navios.

Toda vez que encontro o Zeca, lembro de uma frase que uma tia costuma dizer: "Uma boa ideia ou um novo amor é como um recém-nascido. Para crescer bem, tem de tomar cuidado. Não pode sair expondo por aí a tudo e a todos".

Dou razão a ela. Tudo que ainda não está maduro precisa de paz para criar raiz e silêncio ajuda muito! Pode nem ser por mal, mas você dá detalhes dos seus projetos e algumas pessoas transmitem os medos que elas têm. Outras podem desestimular você. Sem falar nas que sabotam mesmo.

Realmente tem muita sabedoria em alguns ditados populares: "em boca fechada não entra mosca", "o peixe morre pela boca", "o silêncio é a alma do negócio", "quem quer faz, quem não quer fala", "a palavra é de prata e o silêncio é de ouro". Zeca, fica a dica!

💊😊 Pílula do bem-estar

Silêncio é paciência. É esperar as coisas acontecerem. Silêncio é humildade. É deixar que as pessoas tenham suas opiniões sem a necessidade de convencê-las da sua perspectiva. Silêncio é prosperidade. Quem fala demais tem menos tempo para realizar. O exercício de hoje é anotar os seus próximos projetos ou metas. A organização por prazos pode te ajudar. Por exemplo: "Até o final do mês arrumarei meu armário e doarei as roupas que não usei no último semestre. Em 3 meses quero perder 2 quilos. Em 6 meses pretendo estar matriculada num curso de culinária e no próximo ano gostaria de reformar a cozinha de casa." Experimente planejar e executar em silêncio! Silêncio e trabalho trazem resultados.

1 MÊS →

3 MESES →

6 MESES →

1 ANO →

Construindo riqueza

A Lucia, nossa copeira, é uma dessas figuras que todo mundo ama. Além de fazer um cafezinho delicioso, tem sempre uma dose de alto-astral pra qualquer situação. E olha que, se quisesse, ela teria motivo para reclamar da vida porque mora superlonge e todos os dias demora três horas, entre esperar ônibus e metrô, para chegar ao trabalho. Mesmo assim, vive repetindo:

– Eu sou a mulher mais rica do mundo!

Lucia adora quando alguém pergunta e faz cara de que não entendeu porque ela já emenda a explicação:

– Se riqueza fosse ter dinheiro, não existiria milionário triste. E se riqueza fosse "boniteza", a gente não veria artista com essa tal de depressão.

Lucia gosta de dizer que riqueza é tudo que faz a gente crescer e fala cheia de certeza:

– Rico é quem gosta de aprender. Rico é quem faz sempre melhor que a vez anterior. Você sabe que agora eu estou estudando de novo, né? Precisa ver minha letra como está chique. A cara da riqueza!

Ela tem umas tiradas tão boas que uma das frases da Lucia foi parar no manual que o pessoal de Recursos Humanos entrega para quem chega à empresa: "Riqueza é tudo que abre as suas asas e te faz voar mais alto."

Não é que no caso dela a riqueza dos estudos e da habilidade de lidar com as pessoas acabou virando dinheiro no bolso também? Lucia só não era promovida para uma função de mais responsabilidade e com um salário melhor porque tinha dificuldade com contas e não escrevia muito bem. Depois que voltou a estudar, só com notas boas, foi cuidar do estoque e está fazendo um supertrabalho. Está indo tão bem que daqui a pouco vai ser promovida de novo.

Muitas vezes, quando alguém cresce na vida, os outros julgam: "Fulano deu sorte". O que a gente não vê é que aquela pessoa está construindo a própria riqueza com as escolhas que faz todos os dias. Por isso, a gente sabe que é verdade quando alguém pergunta para Lucia se ela está rica e a resposta vem com um lindo sorriso no rosto:

– Cada vez mais, cada vez mais.

💊🙂 Pílula do bem-estar

A palavra de hoje é riqueza. Escreva no espaço abaixo: o que é riqueza para você? Em que momentos você se sente plena? Quais são as atividades que lhe dão a sensação de riqueza no sentido proposto por Lucia? O que faz você se sentir realizada, produtiva? Ter clareza do que te faz bem é fundamental para escolher como investir seu tempo e sua inteligência.

EU ME SINTO RICA QUANDO...

_____

_____

_____

_____

Aquecendo os motores

Mais uma semana de atividades chega ao fim, e esta é a hora de organizar mais algumas reflexões para o seu manual. Os últimos textos demonstram que estamos constantemente escolhendo. A cada escolha há ainda uma nova escolha: fazer com excelência ou apenas cumprir tabela. E por que é importante fazer bem-feito? Para quem é importante? O que muda em você quando realiza uma tarefa, por mais simples que seja, com a máxima qualidade?

Até este momento do livro, temos tratado da importância de identificar os fatores que contribuem para o estresse e nos levam a comportamentos que trazem prejuízos. Você está mais atenta aos gatilhos? Já consegue identificar que tipo de conversa, pensamento ou ação desencadeia o estresse?

Essa mania boba que temos de nos culpar e criticar constantemente contribui para o peso que tantas vezes sentimos. Para aliviar a carga é preciso aprender a se tratar com carinho. O que você pode fazer para lembrar de se dar carinho todos os dias? Colocar um lembrete no celular para praticar uma atividade que te faz bem? Utilize o espaço a seguir para responder a essas perguntas e aquecer os motores para escrever seu manual.

"Percebi o quanto uns minutinhos de reflexão podem influenciar o meu dia e as minhas atitudes. Aprendi a filtrar o que não devo fazer e a agir com mais bondade, pois o mundo está carente de boas ações."
Giseli Cristofolini, Curitiba, PR

"Antes, tudo andava bem mais devagar do que eu gostaria por causa da minha cobrança e autocrítica. Então percebi que, mesmo se eu errar, sempre é hora de recomeçar – basta querer. Com os exercícios, recuperei reflexões que antes guiavam a minha vida e que acabei deixando de lado por alguns motivos. Percebi que me perdi por causa de problemas, mas... bola pra frente. Vou mudar o que estiver ao meu alcance e seguir em frente. Nada nesta vida é definitivo e é bom saber que eu posso reverter algumas situações"
Quelly Sales, João Pessoa, PB

Segredos que o corpo conta

A festinha estava um saco. A Clara, a caminho da porta, foi interrompida pelo grito da aniversariante:
– E aí, Clara, curtindo?
Ela congelou. Ficou muda por um segundo e, depois, esfregando levemente um dos olhos, respondeu:
– Nossa, estou adorando.

Do que a Clara nem se deu conta é que esfregar os olhos, bem como coçar o pescoço ou pegar nas orelhas, são movimentos que as pessoas costumam fazer, sem perceber, quando estão contando mentirinhas.

Ali do canto onde eu estava passei a noite observando como o corpo da gente fala! A Tania mexia os cabelos e jogava o maior charme para o sujeito com quem conversava, mas os movimentos do camarada diziam: não estou interessado. Os olhos dele acompanhavam todas as mulheres ao redor enquanto batia papo com a Tania. Para completar a afirmação corporal, os braços do homem estavam cruzados em cima do peito. O equivalente a declarar "estou fechado para você".

Se eu tivesse um pouco mais de intimidade com a Tania, diria:

– Amiga, numa boa, não vai rolar. O cara não está a fim. Se economize!

Pior que a situação da Tania foi a que eu passei. Já estava pegando a bolsa para ir embora, de fininho, quando um sujeito colou em mim:

– Oi, sou o Cabral.

O cara disse isso a um palmo do meu rosto. Deu para sentir que tinha acabado de comer coxinha.

Aff! Socorro! Dei três passos pra trás, estendi o braço e respondi sem nenhum traço de sorriso:

– Boa noite. Natália. Com licença.

E fui embora! Tive que me segurar, porque a minha vontade era falar:

– Ô, Cabral, se toca. Quando a gente não conhece a pessoa é importante respeitar o espaço dela. Não invada! Deixe o outro sinalizar se você pode ou não chegar perto. Colar é para os íntimos e tem que ter convite.

Voltei no táxi pensando sobre a importância de obedecer aos limites do espaço do outro. Além de demonstrar elegância, indica que você se valoriza, não vai se jogando em qualquer um. A gente precisa prestar muita atenção porque mesmo caladinhas as pessoas dizem muito sobre quem são e como se sentem.

🔋☺ Pílula do bem-estar

A dica de hoje é começar a prestar atenção às mensagens que você transmite com os gestos. Ombros caídos, testa franzida, rosto sem sorriso – tudo isso comunica insegurança, tensão. Uma postura ereta e uma expressão simpática fazem toda a diferença não apenas na forma como as pessoas enxergam você, mas também em como você se sente. Seu bem-estar, por sua vez, influencia suas atitudes.

Mensagens escondidas nos gestos

Não precisa ser especialista pra saber que aquilo que as pessoas falam nem sempre é o que elas sentem ou pensam, né? A colega diz: "Que-ri-da!!! Você está tãaao linda!" enquanto em sua cabeça o que se passa é: "Ela só pode estar fazendo regime de engorda. Está enorme!"

Felizmente, a gente não precisa entrar na cabeça das pessoas. Basta observar o que o corpo diz, porque no movimento todo mundo se entrega. O meu namorado se entregou numa daquelas conversas que as pessoas chamam de D.R – discussão da relação –, sabe? Eu já estava até levantando o tom da voz:

– Amor, você bem que podia ter me consultado, não acha? Hein? Acha ou não acha?

Ele respondeu bem tranquilo, sem sequer levantar os olhos do que estava fazendo (catando fiapos da própria roupa):

– Acho, acho.

A boca dizia sim, mas o corpo gritava não! Quando a pessoa tem uma opinião, mas não quer falar, ela encontra um

112 **Natália Leite** - 2 P/ MIM

gesto inocente para disfarçar. Por trás do gesto que aparentemente não diz nada, como catar fiapos da roupa, há uma declaração clara: discordo, mas não estou interessado em confronto. O que ele queria dizer mesmo era:

– Você enlouqueceu? Resolveu inventar problema onde não existe? Deixa de ser chata!

Eu bem que tentei arrancar uma declaração que colocasse fogo na conversa:

– Fala, fala logo o que você está pensando!

Disse isso com as mãos nos quadris e de queixo empinado, na maior pose de enfrentamento. Ele, que é muito esperto, sacou que não tinha nenhuma vantagem entrar naquela discussão:

– Ô, amor, vamos esquecer isso. Vamos ver aquele filme que você gosta!

Incrível como homem topa até comédia romântica para se livrar de discutir a relação. E eu nada de ceder, com cara de brava.

– Poxa, Natália, para com isso. Eu gosto mesmo de você.

Ele falou isso com as mãos espalmadas e esse sinal eu conheço! Quando é natural, o movimento de abrir as mãos, com as palmas para cima, indica que a mensagem é verdadeira. Naquela hora, ele desmontou minha fúria. Olhei com a cabecinha inclinada para o lado – supersinal de "estou desarmada" e concordei:

– Brigar pra quê, né? Vem cá, vem!

Mas essa já é outra história.

💊😊 Pílula do bem-estar

Soraia Schutel, doutora em Administração com muita experiência em desenvolvimento de carreira, é uma das especia-

Segredos que o corpo conta **113**

listas da Escola de Você. Ela costuma dizer que a forma de se apresentar é o primeiro cartão de visitas. Aqui estão algumas dicas dela para uma entrevista de emprego:

- Escolher cores claras e neutras na roupa e na maquiagem;
- Não cruzar os braços nem fechar os ombros para não parecer assustada;
- Cumprimentar o entrevistador com um aperto de mão firme e simpático;
- Sorrir;
- Acreditar em você e pôr em prática as dicas deste livro.
- Não usar saia curta;
- Não usar decotes provocantes.

O espaço a seguir é para você fazer um exercício de autoconhecimento. Registre pontos que você considera importantes na preparação para uma entrevista de emprego. Por exemplo: fazer uma refeição leve para não ficar com fome nem empanturrada, conhecer o trajeto até o endereço da entrevista e pesquisar sobre a empresa sempre foram medidas importantes para eu me sentir segura num processo seletivo. E para você, o que é importante?

Eu falo, eles calam

Missão do dia: reportagem sobre uma pesquisa médica. Assunto bem técnico. Não havia entendido coisa alguma das informações na pauta, por isso, fui torcendo para que as entrevistadas fossem boas de conversa. Para meu desespero, a primeira começou assim:

– A acrosianose da normotermia epidérmica é o cerne da questão.

Ela falava tão devagar, com termos tão difíceis e de um jeito tão monótono que quase caí no sono antes da terceira frase. Juro que estava tentando, mas não tinha como prestar atenção. Na verdade, não existia a menor chance de eu entender o que ela estava falando. Com uma cara de "socorro, por favor", olhei para a outra pesquisadora. A doutora Rejane entendeu tudo e gentilmente "traduziu":

– Natália, imagine um campo de batalha dentro das células do corpo. Nessa guerra, de um lado há um exército com pistolas; do outro, homens sem armas...

Assim, em cinco minutos, ela fez uma novelinha e explicou a pesquisa de um jeito bem simples. Não só entendi como achei bacana! E olhe que o assunto era chato. Claro que elogiei a minha salvadora:

– Doutora Rejane, parabéns, a senhora fala muito bem. Adorei!

– Ah, que bom! Então valeu a pena o esforço.

– Ué, esforço?

Para minha surpresa, ela contou que foi difícil aprender a se expressar:

– Eu tinha um frio na barriga, não conseguia falar em público nem dar entrevistas sobre o meu trabalho. Deixava até de participar de congressos pra não sofrer. Aí comecei a me dar conta de que pessoas menos competentes que eu conseguiam mais apoio e mais dinheiro para suas pesquisas. Então, pensei: "Peraí! Por quê?".

Ela se deu conta de que os outros eram mais eficientes na arte do convencimento. Sabiam vender melhor as próprias ideias. Em outras palavras, sabiam se comunicar melhor que ela. A doutora disse que não teve dúvida:

– Corri atrás. Li e estudei muito. Depois de fazer alguns cursos, treinar na frente do espelho, falar sozinha no carro e no banho, hoje é um prazer apresentar minhas ideias.

Não resisti à tentação de perguntar se, no passado, ela também era tão ruim para falar em público quanto a colega que começou a explicação pra mim. Sabe o que a doutora respondeu?

– Ixi! Pior.

Bom, se há esperança para alguém como a primeira pesquisadora com quem conversei naquele dia, então, não tem desculpa! Definitivamente é uma questão de empenho e há esperança para todo mundo.

🔔☺ Pílula do bem-estar

Comunicar-se bem é fundamental para todo mundo, em qualquer profissão. Até em casa tudo anda melhor se você consegue expor suas ideias ou críticas de uma forma que o outro se interesse e entenda. Existem técnicas para desenvolver sua habilidade de falar em público. O exercício do dia é: escolha um tema que te interesse e prepare uma apresentação de dez minutos. Imagine que você vai expor essa ideia a um possível patrocinador. Use os pontos a seguir para se preparar.

- Estude o assunto. Quem domina o tema sente-se seguro e consegue se expressar melhor;

- Treine na frente do espelho. Isso ajuda a organizar o fluxo das frases e a identificar pontos que necessitam de aprimoramento, como evitar os vícios de linguagem "éééé", "huummmm" ou "né?";

- Dedique um tempo para estudar as perguntas que podem surgir e suas respostas, que devem ser exatas;

- Seja objetiva. Diga o que você quer dizer, sem enrolar;

- Sua mensagem tem de ter começo, meio e fim;

- Se for apresentar um problema, proponha também soluções para resolvê-lo;

- Atenção à linguagem e comportamento: no trabalho nada de gíria ou chiclete na boca!

Razão x Emoção

Adoro palestras! Se tiver alguém estudioso disposto a compartilhar o que aprendeu, estou dentro. Semana passada, uma amiga me convidou e fui com ela ouvir um psicólogo que estuda uma teoria relacionando tipo físico – gordinho, magro, forte – ao comportamento das pessoas. Pra ser bem honesta, no começo achei aquilo muito estranho. Achei que seriam duas horas bem longas. Mas, à medida que ele foi explicando as pesquisas e citando exemplos, a teoria começou a fazer sentido.

– Ah não, ele está falando da Thalita!

Comentei com a minha amiga sobre a moça do curso de espanhol.

– Nossa, é a minha tia! Juro, ele está descrevendo a tia Lola.

Esse foi meu próximo comentário. Saí da palestra achando tudo bem legal, por isso resolvi fazer um resumo para vocês. A lógica é a seguinte: segundo a pesquisa, pessoas de corpo mais redondo, gordinhas, são movidas prioritariamente pela emoção, pelos instintos. Já aquelas bem magras são da turma racional, movidas pelo cérebro. E tem também o pessoal mais centrado nos músculos, de tipo atlético. São pessoas cheias de energia.

Claro que não é absoluto, mas pode ser uma ferramenta para cada um se conhecer um pouquinho mais. Por exemplo: Minha tia Lola, a mais fofa das criaturas, é a típica tipo 1. Essas pessoas são fofas no corpo e no jeito. São muito simpáticas e amigáveis. Gente boa de abraçar, sabe?

Já a Thalita, colega do curso de espanhol, foi a primeira imagem que me veio à mente quando ouvia a explicação do tipo mais cerebral. A turma a apelidou de "Palita", de tão magrinha.

118   *Natália Leite - 2 P/ MIM*

Sabe fiapo de gente? É ela. Coincidência ou não, a Thalita é bem parecida com o que o psicólogo falou: controlada e fica superbem sozinha, só ela e suas ideias.

Já a vizinha do 103 se encaixa perfeitamente no que foi dito sobre os atléticos: pessoas firmes. A Samira é uma mulher de 50 anos, superdireta, super em forma, e não é porque vive na academia, não. É dela mesmo. É o tipo de pessoa que é forte no corpo e no jeito por natureza.

Então, é assim:

Gordinhos: instinto, emoção.

Magrelos: cérebro, razão.

Fortes: decisão, energia.

A intenção do psicólogo não era ensinar ninguém a avaliar os outros. O que ele fez foi fornecer uma teoria sobre a personalidade para cada um buscar o domínio de si e o equilíbrio. Temos um pouco de emoção, razão e força. Quanto mais estudamos e entendemos os próprios comportamentos, mais chances temos de perceber os exageros, encontrar o meio-termo e ser feliz!

💊😊 Pílula do bem-estar

O exercício de hoje é fazer um raio-x de si mesma. Você é mais racional, mais emotiva ou mais enérgica? Consegue avaliar quando força, sentimentos ou pensamentos em excesso foram prejudiciais? Use o espaço seguinte para registrar suas observações sobre si mesma.

Eu sou assim

Temperamento não é destino

Sábado de manhã, mochila com lanchinho e toalha para deitar na grama. Com tudo pronto, lá fomos nós passar o dia no zoológico. O entusiasmo da turma com o passeio fora da rotina evaporou quando, bem no meio do caminho, o ônibus quebrou. Afonso, que é do tipo que faz antes e pensa depois, foi o primeiro a falar:

– Ih, o bumba pifou, mano. Tô fora dessa roubada. Fui.

Ele desceu e pegou o próximo ônibus que passou. Não combinou nada com ninguém e não sei nem se prestou atenção para onde ia a condução que pegou. Êta homem do sangue quente! Vai antes, depois vê no que dá.

Janaína, a calma e controlada do grupo, sacou o celular, entrou no *site* da prefeitura e verificou as linhas que passavam por ali. Sem se descabelar, no ritmo dela, passou a estudar a melhor forma de chegar ao zoológico, dada a situação.

Enquanto isso, Paula, que é o drama em pessoa, começou:

– Ah, não! Só acontece comigo do ônibus quebrar no dia do passeio.

Ficou ali se lamentando, sofrendo, sem fazer nada. A outra integrante da turma era a Maurícia. Quando fui procurá-la para trocar uma ideia sobre o que fazer, cadê a mulher? Ela já estava lá fora com o motorista, olhando o motor e dando palpites:

– Tem que apertar a "rebimboca da parafuseta" e o senhor vai ver que funciona.

Ela é do tipo que fica brava e toma a frente. Vai logo resolver o problema. Resultado: o programa azedou e a turma dispersou, mas a visita frustrada ao zoológico foi útil para mim. Voltei para casa pensando sobre como a mesma situação gera reações diferentes e percebi o quanto o temperamento de cada um impacta nas decisões.

Afonso, o primeiro a deixar o grupo, é o tipo de gente calorosa, animada, que vai no impulso. Janaína, que estudou um novo caminho, é o tipo de gente calma, que dificilmente perde a linha. Já a Paula é daquelas que sofrem, ficam na melancolia e não reagem. A Maurícia, que foi resolver com o motorista por sua vez, é do tipo independente, prática, mão na massa.

Observar a turma me fez concluir que temperamento é um aspecto importante da vida de cada um, mas não é destino! Se a gente se analisa e decide fazer o esforço de ampliar o leque de atitudes possíveis, consegue viver bem melhor.

Podemos aprender a usar a postura que vai trazer o melhor resultado em cada situação, mas, para isso, você tem de se interessar por um assunto muito importante: você mesma.

 Pílula do bem-estar

Já observou como na maior parte das vezes a gente age no piloto automático? Caímos na armadilha do "sou assim e pronto" e não percebemos que muitos aborrecimentos e perdas poderiam ser evitados se a gente decidisse todos os dias nos manter conscientes dos fatores externos e, ao mesmo tempo, das possibilidades internas de ação e reação. Você se identifica com algum dos personagens citados na história? Quais características te faltam e quais podem ser úteis a você?

PARA TOMAR A DIREÇÃO DA MINHA VIDA VOU:

Aquecendo os motores

Agir da mesma maneira de sempre e esperar resultados melhores não faz sentido, certo? No entanto, é como muitas pessoas vivem. Na última semana, percebemos que buscar novos comportamentos, mais funcionais aos nossos objetivos, é possível e que o primeiro passo é se conhecer profundamente. Também vimos que empenho, coragem, constância e paciência são virtudes que constroem resultados vencedores.

O espaço a seguir foi reservado para você responder a uma pergunta simples, direta, mas provavelmente não muito fácil: qual é o seu projeto de vida? O que você quer construir para si mesma? Ter um projeto é uma estratégia importantíssima porque nos ajuda a manter o foco nos momentos difíceis. Claro que dificuldades fazem parte do processo de crescimento. Só não erra quem está estagnado. Mas enfrentar e superar obstáculos é o que nos prepara para voos ainda mais altos. Ah! Lembre-se também de comemorar cada etapa vencida!

MEU PROJETO DE VIDA:

ETAPAS PRINCIPAIS:

COMO VOU COMEMORAR CADA ETAPA:

VIRTUDES QUE PRECISO DESENVOLVER:

"Com a maternidade e a separação, tinha me perdido num ponto da estrada tão distante que parecia impossível me encontrar de novo. Passei a refletir sobre minhas escolhas e meus relacionamentos, principalmente sobre a forma de me relacionar comigo. Sinto que estou resgatando minha feminilidade antes negligenciada. Estou mais feliz a cada semana."

Cíntia Figueiredo, Rio Branco, AC

"Fumei durante muitos anos, mas, como eram poucos cigarros por dia, não largava. Ao entrar em contato com os ensinamentos presentes neste livro me dei conta de que não combinava estar num movimento de autoestima e continuar fumando. Então, no embalo das decisões de mudança para o ano novo, decidi parar. Ainda vem uma vontadezinha de vez em quando, mas estou decidida! Eu me amo!"

Maria Ângela Chiapetta, Recife, Pernambuco

Chega de desculpas!

Quando a pessoa não faz porque não pode, beleza. Se não sabe dirigir, não tem como ser motorista da empresa. Se está com a perna quebrada, não tem como correr. O perigo mora na desculpa do "não posso" para evitar a verdade, que seria "não quero". A Ludimila, por exemplo, começou a namorar o Edson, um cara atlético e cheio de boa vontade.

Os convites eram frequentes:

– E aí, lindona, vamos andar de *bike*? Vou no seu ritmo.

Mas ela, mesmo precisando voltar à forma, em vez de unir o útil ao agradável, usava a tal desculpa:

– Ai, amor, eu até queria, mas não posso. Tenho de ajudar minha mãe.

Ela ficava em casa e quem disse que ajudava a mãe? Acabava se distraindo com qualquer coisa e exercício que é bom, nada.

No caso da Camila, amiga minha e ótima vendedora, a oportunidade foi uma proposta de promoção em que ela teria de mudar de cidade. O chefe dela bem que insistiu:

128 *Natália Leite - 2 P/ MIM*

– Oi, Camila. Pensou na nossa proposta? Vai assumir a gerência no interior?

E ela:

– Ai, eu queria tanto, mas não posso. Minha família está toda aqui. Não dá.

Esses dois episódios me fizeram perceber quanta gente se sabota com essa história de "não posso". A pergunta a ser respondida intimamente é: não posso ou estou acomodada e não quero? A pessoa tem todo o direito de não querer assumir um desafio. Tudo bem, mas precisa ser honesta consigo mesma. Não quero. Pronto, acabou. O jogo de se enganar custa caro no decorrer do tempo. Lá na frente, a pessoa acaba se dando conta de que não aproveitou o que tinha nas mãos. Aí começa a frustração: "Não consigo emagrecer! Se tivesse aproveitado e aprendido a gostar de exercícios com o Edson, hoje a vida seria melhor".

Ou, então, vem a sensação de vazio:

– Poxa, trabalho tão bem. E faz cinco anos que não acontece nada de novo na minha carreira.

É como minha mãe sempre diz:

– Quanto mais a gente encara os desafios que aparecem, mais a gente cresce.

A oportunidade bate à sua porta. Bate de novo. Se ninguém atende, ela desiste. Na dúvida, é melhor não arriscar, mandar embora a acomodação e entrar de cabeça erguida pelas portas que a vida abre.

💊🙂 Pílula do bem-estar

Aceitar desafios é a melhor maneira de crescer. Saímos mais fortes para encarar os próximos, que não parecerão tão assustadores. Retomar um *hobby*, por exemplo, pode ser uma conquista importante para quem há muito já não encontra tempo ou disposição para ser dar esse tipo de carinho. O espaço a seguir foi preparado especialmente para sua foto, mas não uma foto qualquer. Ele é dedicado ao registro de uma conquista. O desafio é escolher um novo *hobby* ou resgatar algum que você já teve, mas acabou largando, e tirar uma foto enquanto o pratica. A Tatiana Oliveira de Bem, de Santa Maria, RS, escolheu a dança do ventre. Aulas de pintura que andavam esquecidas foram resgatadas pela Maria Angela Chiapetta, de Recife, PE. Já a Elisandra Galo, de São Bernardo do Campo, SP, encontrou um tempinho para o prazer da jardinagem. A paixão pela escrita voltou para a vida da querida Deise Fernandes, da capital do Rio de Janeiro. E aí, qual será o seu *hobby*?

REGISTRE ESSE MOMENTO NA PRÓXIMA PÁGINA =)

Diga-me com quem andas

Que companhia é um assunto sério a maioria das pessoas concorda. Eu também nunca tive dúvidas com relação à influência que as pessoas ao nosso redor têm na vida da gente, mas a teoria ficou clara de verdade quando a Mara se encantou por um sujeito bem esquisito. De repente, a amiga da vida toda se mudou para a casa dele, largou o trabalho e os estudos e nem se despediu da turma da rua. E olha que crescemos juntas! A Mara abriu mão da vida dela para viver com o camarada e ajudar em um comércio que a família do cara tem no interior.

Demorou, mas ela apareceu para visitar os pais e corri lá, toda empolgada:

– Mara! Quanto tempo. Tudo bem?

Ela, completamente mal-humorada, com cabelo que parecia nem ter visto escova aquele dia, respondeu:

– Tudo.

E seguiu caminhando, nem deu papo. Fiquei triste de verdade e fui conversar com a Aninha, que também cresceu com a gente.

– Sabe Nat, ela não se deu conta, mas esqueceu até quem ela é. A Mara está igualzinha ao namorado. As companhias que a gente escolhe podem mudar os rumos da vida da gente. Para o bem ou para o mal. Lembra da Eni?

Aninha lembrou o caso de outra moça do bairro que viveu a mesma experiência, mas em sentido oposto. A Eni bebia demais, falava besteira o tempo todo e vivia metida em confusão. Até que um dia começou um curso de inglês e, por alguma razão, passou a andar grudada com a turma que se preparava para concorrer a uma bolsa de estudos no exterior. Virou outra pessoa! Está estudando de verdade, já encontrou um trabalho melhor e está até mais bonita.

132   *Natália Leite - 2 P/ MIM*

– A Eni deu sorte.
Falei, mas estava mesmo era pensando alto. Aninha me corrigiu na hora:
– Sorte? Sorte nada! Ela foi inteligente, isso sim. Conheceu pessoas que levam vidas melhores e tratou de aprender. Companhia é escolha, Natália. Não vem com essa de sorte, não. Caramba, que chacoalhão! A Aninha está certa. Com quem almoçar, com quem conversar, para quem abrir a porta de casa e do coração são escolhas. Cada um faz as suas e sofre ou aproveita as consequências. Obrigada, Aninha, é uma ótima escolha ter você como amiga.

🔋☺ Pílula do bem-estar

Você pode ser excelente em suas funções e amar o trabalho que faz, mas se escolhe a companhia de colegas que não querem crescer, só reclamam e fazem fofocas, já viu! Você se expõe a influências que não acrescentam em nada e, sem perceber, pode estar remando contra seus próprios interesses. É muito importante estar perto de pessoas que possam contribuir para o seu desenvolvimento.

Hora de fazer um balanço. Você se lembra de algum momento em que você se "contaminou" com o baixo-astral ou reclamações alheias? Mudar os outros você não consegue, mas pode controlar os próprios passos, sem precisar se indispor. Com diplomacia e inteligência a gente consegue construir relações de valor e progresso. Os quadros abaixo podem ser úteis para que você desenvolva suas próprias estratégias.

Chega de desculpas! **133**

PESSOAS DESCONHECIDAS QUE ME INSPIRARAM

POR QUÊ?

O QUE POSSO APRENDER COM ELAS?

COMO FAREI ISSO?

Competição entre mulheres

Osmar, colega novo no suporte técnico, chegou para o primeiro dia de trabalho na empresa todo sem jeito:
– Bom dia, gente.

Antes mesmo de responder à saudação e apresentá-lo aos colegas, o chefe do setor perguntou:
– Osmar, diz uma coisa. Você é perna-de-pau ou é bom de bola? Porque se for ruim no futebol já está decidido que vai para o time do departamento ao lado. Agora, se for bom é nosso!

O futebol que eles jogam toda segunda-feira serviu para quebrar o gelo. Todos riram com a brincadeira do chefe e logo entraram nos assuntos do trabalho. Resumindo, rapidinho o novato estava ambientado. Vi aquela cena e lembrei da chegada da Fátima. Ela foi contratada para trabalhar em um setor onde só tem mulher.
– Oi, bom dia, eu sou a Fátima.

Foi um silêncio constrangedor enquanto as colegas analisavam a moça de cima a baixo:
– Huuumm.
– Oi.

Uma ou duas respostas completamente secas foi o máximo que ela conseguiu. Ninguém se levantou. Por sorte, a Aline, que nem trabalha ali, estava passando, ficou sem graça com o que viu e entrou em cena. Apresentou-se, deu boas-vindas e a levou até a chefe.

Depois, voltou furiosa e perguntou, controlando-se para não gritar:
– Qual é o problema de vocês? A colega não veio roubar nada, não! Custa ser educada?

Uma das mulheres do grupo reagiu:

– É que nós estávamos ocupadas. Nem vimos a novata chegar.

Aline, que é uma baiana de sangue quente, não aguentou:

– Ah, me poupem! Vocês fizeram raio-x no corpo, cabelo, roupa! Deveriam pelo menos admitir que o que aconteceu aqui foi um exemplo horrível de competição ridícula entre mulheres! Francamente, que triste.

Ela disse isso aos berros. Aí percebeu que errou o tom e baixou a voz:

– Gente, sei o que deve passar pela cabeça de vocês: "Eu acolher? Ensinar? Pra quê? Para a bonitinha fazer sucesso?" Mas, minha gente, temos tantas mulheres brilhantes aqui. Imaginem se ajudássemos umas às outras. Já teríamos várias na diretoria.

Claro que o clima ficou muito chato na hora. Aline saiu arrasada e as mulheres do departamento também ficaram constrangidas, mas, felizmente, o resultado foi bacana. Algumas semanas depois, outra novata chegou e teve direito a "bom-dia" e "seja bem-vinda". Teve gente que até levantou para se apresentar! Um bom começo, não é? O importante é entrar na rota do progresso e entender que, em geral, a base da rivalidade é a insegurança. Quem sabe o valor que tem não precisa se preocupar com os outros. Ao contrário, pode acolher e dar início a um novo ciclo: o da cooperação no lugar da competição.

💊😊 Pílula do bem-estar

Essa competição boba que vimos na história se repete há tanto tempo que muitas vezes a gente nem se dá conta de que entrou na roda. É um comentário maldoso aqui, outro ali e, de repente, derrubaram a colega que poderia chegar a um cargo-chave e ajudar as demais. É possível que o resultado do nosso esforço para inverter essa lógica leve tanto tempo para surtir efeito que só as filhas das nossas filhas encontrem um mundo diferente. Não importa! Temos de começar já. E, para isso, o exercício de hoje será muito útil. Vamos espalhar o bem. É a fofoca do bem. Funciona assim: você vai escolher algo de bom, um elogio sincero para espalhar sobre outra mulher, ou outras mulheres! Quanto mais, melhor. Alguns exemplos de como funciona a ideia na prática:

– Nossa, você viu como a Fátima está bonita hoje? Ficou elegante com aquele vestido, não?

– Sabem quem participou da reunião hoje? A Janaína! Ela mandou muito bem, fez uma apresentação supercaprichada!

E agora, quem poderá me defender? Eu!

Neste semestre, a turma de estagiários da empresa onde trabalho está complicada. É uma moçada muito bonita, mas tão acomodada que a gente até perde o ânimo de ensinar. Convidei um deles para me acompanhar em uma visita ao cliente e sabe o que ele me respondeu?

– É que não falta muito para vencer meu horário. Prefiro ficar por aqui mesmo.

Quase pedi desculpas por incomodar! Tentei abordar outro rapaz, que estava entretido no computador, e a resposta foi pior ainda:

– Pô, princesa, tô com um trabalho da facu para terminar.

Chega de desculpas! **137**

Princesa? Facu? Isso é jeito de falar? E o horário do estágio é para aprender a trabalhar, certo? Tem o resto do dia para os estudos. Aliás, acho bem difícil que fosse esse o compromisso do rapaz no computador. Saí do escritório sentindo uma supersaudade da Milena, uma jovem que fez estágio com a gente no ano passado. Dava gosto de ver! O negócio dela era aprender, sempre com disposição total.

Um dia, eu estava hiperocupada e ela disparou um monte de perguntas. Assumo que errei feio:

– Milena, dá um tempo. Estou muito ocupada agora.

Quando caiu a ficha da grosseria, fui pedir desculpas achando que encontraria a moça magoada ou com raiva de mim. Quando me aproximei, ouvi a voz dela com o mesmo entusiasmo de sempre:

– Oba! Você já pode me ajudar agora?

Expliquei que estava ali para me desculpar e sabe qual foi a reação da Milena?

– Imagina! Quem se ofende sofre à toa. Eu é que deveria ter percebido que não era a hora.

A Milena queria dicas de livros porque estava se preparando para concorrer a uma bolsa de estudos nos Estados Unidos.

– A gente tem que aproveitar as oportunidades, certo? Se a bolsa não sair, o concurso já serviu para melhorar meu inglês!, ela disse.

Claro que a bolsa saiu porque a Milena certamente estava entre as mais preparadas. Aos 20 anos, ela sabe tudo o que está acontecendo no mundo, conversa sobre qualquer assunto. É bonito quando alguém tão jovem é capaz de entender que não importa qual é o tamanho do seu potencial, a alegria está em aproveitá-lo ao máximo. Muitas vezes, pessoas com o dobro da idade e

138 *Natália Leite - 2 P/ MIM*

da experiência parecem não perceber que a vida é mais doce pra quem gosta de aprender e sabe aproveitar as oportunidades!

💊🙂 Pílula do bem-estar

A tarefa de hoje serve para despertar a "Milena" que há em você. O exercício é identificar pelo menos três situações nas quais você deixou oportunidades passarem. Situações nas quais você não fez tudo que estava ao seu alcance. E hoje, o que você faria diferente?

OPORTUNIDADES
QUE DEIXEI PASSAR

O QUE FARIA HOJE

Seja a solução

Beatriz é uma mulher inspiradora. Começou a carreira na equipe de limpeza. Como sempre foi excelente em tudo que põe as mãos, logo passou a cuidar do estoque. Depois de terminar os estudos, foi convidada para integrar o time de vendas e, com muito trabalho, conseguiu abrir o próprio negócio há mais de 20 anos. Deu supercerto. A papelaria cresceu e virou uma rede com filiais por todo o estado.

Um dia, o telefone dela tocou e do outro lado da linha uma mulher se apresentou, dizendo:

– Admiro a história da senhora. Sei que a empresa está crescendo e que há vaga para gente que gosta de trabalho e desafios.

Beatriz gostou do começo. Educada, firme. Então, puxou papo:

– Sim, é verdade. O que você faz?

– Do que a senhora precisa? Minha formação é em contabilidade, mas sou muito boa com pessoas, tenho experiência em vendas e posso aprender qualquer função.

A empresária quase caiu da cadeira. O que se passava na cabeça dela era: "Como assim? Uma pessoa que é a solução? Que quer saber do que eu preciso antes de perguntar qual é o salário? Devo estar sonhando!"

Infelizmente, o contrário é o mais comum. Os candidatos chegam cheios de exigências e, antes mesmo de começar e mostrar trabalho, já querem saber: "Mas tem todos os benefícios? Quando eu posso ser promovido?". Aí, a pessoa que trabalhou duro a vida inteira pra chegar à posição que ocupa pensa: "Mas nem aprendeu a função ainda e já quer ser promovido?".

Chega de desculpas! **141**

Bom, para resumir a história, Beatriz contratou a moça. E ela honrou a primeira impressão: inteligente, disposta e cheia de energia. Rapidinho a novata cresceu na empresa. A empresa também cresceu com a chegada dela, que trouxe uma onda de motivação e orgulho de fazer parte de uma companhia que nasceu pequenininha e se tornou gigante com trabalho honesto e constante.

Em alguns anos, ela virou o braço direito de Beatriz. Dizem na direção do grupo que ela tem tudo para suceder a fundadora. É mesmo sábio aquele ditado popular: "Quem planta, colhe".

💊☺ Pílula do bem-estar

Ter uma atitude confiante, que desperta segurança àqueles ao seu redor, é mais fácil para quem conhece a si mesmo. O exercício de hoje tem a função de ajudar você a ter mais clareza com relação aos seus valores e às suas carências. Faça como a moça da história. Imagine que você tem a oportunidade de ligar para alguém muito importante, capaz de lhe contratar ou investir no seu projeto, e essa pessoa pergunta: "O que você sabe fazer? Quais são seus maiores talentos?".

Utilize o espaço a seguir para treinar sua resposta. Treinar na frente do espelho tambem é um ótimo exercício.

MEUS PONTOS FORTES

PONTOS QUE PRECISO DESENVOLVER

Aquecendo os motores

Chegamos à metade do nosso livro! Você tem feito as atividades? Está orgulhosa do próprio empenho? Este é um bom momento para destacar a frase do empreendedor japonês Joi Ito. Ele diz: "Educação é o que outras pessoas fazem com você. Aprendizagem é aquilo que você causa a si mesmo". A pergunta de hoje é: como anda sua aprendizagem? Você teve alguma atitude nova desde que começou essa jornada? Está se sentindo melhor?

"Antes eu apenas trabalhava, agora tudo mudou. Dediquei um tempo para fazer *networking* e novas amizades, que me incentivaram a crescer. Meu marido e eu temos uma empresa. Ela ainda não está bem, mas nós sobrevivemos e estamos nos esforçando ainda mais para vencermos juntos. Ah, comecei a usar maquiagem e cortei meu cabelo, estou me sentindo bem mais linda!
Valéria Marco, São Paulo, SP

"Resgatei uma Rosa que estava perdida dentro de mim. Uma mulher forte, batalhadora, linda, inteligente, uma pessoa incrível e que eu havia esquecido que sou."
Rosa Bernardes, São José dos Campos, SP

Xô, atraso!

Quando a gente pensa em uma pessoa distraída, logo imagina aquela figura que vive no mundo da lua, sonhando acordado, não é mesmo? Na era dos smartphones então, o leque das distrações está bem mais amplo. Basta andar pelas ruas para ver que o mundo está cheio de gente superativa, superinteligente e hiperdistraída. Ontem mesmo, aqui no escritório, a gente teve uma prova disso. Perguntei:

– Regina, onde estão os números que eu preciso para terminar o relatório?

– Já vou te passar. Um instante.

Ela respondeu sem sequer levantar os olhos da tela do celular. Como estávamos em pleno horário de trabalho e aquela era a tarefa mais importante do dia, insisti:

– O que você está fazendo agora, Regina?

– Ai, um monte de coisas!

Ela não estava mentindo, não. A moça estava fazendo um monte de coisas mesmo: respondendo um *e-mail* para a mãe, imprimido o trabalho da faculdade, mandando mensagem para uma amiga e *whatsapp* para o namorado. Realmente, ocupadíssima, mas distraída com relação ao que deveria fazer naquele momento. Resultado: como não fazia o que precisa ser feito dentro de uma ordem de importância, estava sempre devendo. A gota d'água foi o que ela disse antes de me mandar os números:

– Gente, a Karen postou umas fotos lindas no *Facebook*!

A Karen era uma colega de escritório. Foi transferida para outra filial e está prestes a ter nenê. Eu também gosto muito dela e, assim como todos ali, estava louca para ver as fotos do barrigão. Só que eu ia ver as fotos depois de mandar o relatório que tinha prazo, claro. Até porque a foto não ia sumir. Não aguentei:

– Regina, você é uma simpatia, tem talento, mas precisa aprender o que é prioridade. Os números, por favor. Agora.

Ela fez uma cara de ofendida e ficou de bico. Não levou numa boa, mas eu falei o que precisava ser dito. As mulheres tem mesmo uma capacidade notável de fazer várias tarefas ao mesmo tempo. O desafio é usar o talento com inteligência, afinal, quem manda na sua vida é você. Não é o barulhinho da mensagem nem o som que indica a chegada de um novo *e-mail*. Você é que precisa saber o que fazer e em que momento. Caso contrário, a vantagem de ser multitarefas vira problema. O feitiço vira contra o feiticeiro.

Depois, o namorado que não respondeu suas mensagens porque estava concentrado no trabalho está livre à noite, louco para te encontrar... E você presa no serviço, atrasada. Ou saindo cheia de culpa por ter deixado o trabalho pela metade. Correr como barata tonta não significa realizar. A gente pode gastar um monte de energia, não fazer nada direito e viver cansada. Ou pode fazer as coisas em ordem, com atenção e serenidade. Tenha certeza: escolhendo a segunda opção sobra mais tempo livre. Então, FOCO!

Pílula do bem-estar

Vivemos no tempo da correria. A maior parte das mulheres concilia as tarefas domésticas com trabalho e família. Muitas vivem, além de cansadas, com aquela sensação ruim de estar sempre "devendo alguma coisa". Será que a gente está administrando bem o nosso tempo? Saber priorizar as tarefas pode render mais tempo para a gente fazer o que gosta, e o melhor: sem culpa. A tarefa de hoje é fazer uma lista de tudo que você precisa fazer durante um dia de rotina.

Comece colocando todas as atividades. Anotou tudo? Agora, vamos reorganizar, classificando os itens listados numa ordem de prioridade. O primeiro item será aquilo que é mais importante e que ninguém mais pode fazer por você. Em seguida, o que você não pode deixar de fazer hoje e assim por diante. Seja honesta com você e corte aquilo que não é tarefa sua, mas que você se habituou a fazer. Negocie com as pessoas a sua volta e faça com que cada uma se responsabilize pelas próprias atividades.

A ideia é simples. Você vai organizar suas tarefas e seguir uma ordem de importância. Na maioria dos casos, responder mensagens nas redes sociais e verificar *e-mails* são atividades que podem ser feitas uma ou duas vezes por dia. Não há necessidade de fazê-las a cada hora. Com foco, criamos novos hábitos, livres das distrações que atrasam a vida.

148 *Natália Leite - 2 P/ MIM*

COISAS A FAZER (EM ORDEM DE IMPORTÂNCIA)

1.

2.

Ser isca não é ser bela

No domingo, eu fiquei na função de babá do meu sobrinho e o levei ao parquinho do bairro. Nós estávamos fazendo castelos de areia quando uma menininha se aproximou e ficou por ali brincando com o João, meu sobrinho. Como quase meia hora depois ninguém havia chegado para ver se a criança precisava de algo, resolvi perguntar para a garota:

– Onde está a sua mamãe?

Ela me respondeu apontando para uma moça bonita, vestida numa calça *jeans* daquelas hiperjustas e com um salto bem alto. Ela falava ao celular, praticamente desfilando de um lado para o outro. Chamava muito a atenção e dava para ver que era essa mesmo a ideia.

A menina, que devia ter cinco anos, notou que eu fiquei olhando e disse:

– A minha mãe gosta que todo mundo olhe pra ela. Minha mãe é vaidosa demais.

Perdi a fala ao ouvir o diagnóstico de uma garotinha daquele tamanho. Curiosa, perguntei:

– Quem disse isso?

– Meu pai, minha avó, meus tios. Todo mundo!

Ela seguiu brincando na maior naturalidade. O parque estava repleto de mães de todos os estilos. Muitas claramente vaidosas, até mais arrumadas que a mamãe *sexy*. No entanto, havia algo de muito diferente entre a mãe da menininha e as das demais. Fiquei encafifada! Qual seria a diferença? Não é tudo vaidade? Resolvi ligar para a minha mãe e dividir a minha inquietação. Sabe o que ela disse?

– A vaidade da mulher que se arruma porque se gosta é linda! Ela se arruma para ela mesma. É uma forma de exaltação do próprio valor e um prazer íntimo. Agora, se a pessoa se arruma para chamar a atenção dos outros é a tentativa de compensar algo que está faltando dentro dela. Muitas vezes, amor-próprio. Fez todo sentido e mais bacana: ouvir a explicação da minha mãe fez desaparecer todo o meu julgamento em relação à mãe da menininha. Percebi que nós mulheres somos muito parecidas nas nossas fraquezas. Quase sempre o que falta é mesmo despertar o amor em si mesma. Fiquei imaginando como será bom quando resolvermos crescer juntas em vez de ficarmos criticando as outras. Estou torcendo para que esse dia chegue logo!

🔋☺ Pílula do bem-estar

Patricia Tucci, especialista em imagem pessoal da Escola de Você, afirma que "a primeira impressão é a que filtra". Isso significa que a imagem tem impacto imediato na forma como as pessoas vão nos avaliar. Por isso, é muito importante a gente passar para os outros uma imagem que corresponda a quem somos de fato. Na semana passada, você listou alguns pontos fortes da sua personalidade. Esta lista revela como você se enxerga, mas será que os outros enxergam você da mesma forma? Vamos descobrir! A tarefa de hoje é pedir a três pessoas de seu convívio que indiquem três qualidades que se destaquem em você.

Para quem pedir?

Pai

Mãe

Filho(a)

Irmã(o)

Marido/namorado/companheiro
Amigo(a)
Colega de trabalho
Subordinado(a)
Chefe
Amigo de infância
É melhor fazer o pedido por *e-mail* para que as pessoas tenham tempo para pensar e não se sintam pressionadas pela sua presença. Essa lista pode surpreender você! E o que é mais importante: vai ampliar sua percepção sobre as forças que você tem!

Os disfarces da preguiça

Antes de terminar a faculdade, Simone e Fernando resolveram casar. Eles sempre foram um casal bacana e toda a turma ficou feliz com a notícia, mas, logo depois de assinar os papéis, Simone abandonou o emprego e, em seguida, a faculdade. Achei péssima ideia, mas, como ninguém pediu minha opinião, perguntei casualmente:

– Simone, o Fernando pediu para você ficar em casa?

– Não, não, mas ele ganha bem, né? Eu mesma decidi.

Ao ouvir aquilo, meu coração ficou apertado. A Simone é muito inteligente e poderia perfeitamente ser uma ótima esposa, mãe e ainda uma baita profissional.

Ela continuou:

– Daqui a pouco vamos ter filhos.

A minha vontade foi dizer:

– Mais uma razão para ter segurança financeira! Afinal, o que tem a ver o fato de ele ganhar bem hoje com a situação econômica do futuro? E a sua realização profissional? E se lá na frente vocês se separarem, você vai fazer o quê?

Segurei a vontade de falar de forma tão franca, mas como ela era minha amiga de verdade, algo precisava ser dito:

– Simone, não para de trabalhar, não, amiga. Construa a sua história!

Não teve jeito. Bom, o tempo passou e a gente perdeu o contato. Reencontrei Simone recentemente, trabalhando em uma loja no *shopping*. Ela continua casada e já tem três filhos – aparentemente, tudo bem. No meio da conversa, foi ela quem relembrou aquele nosso papo e falou:

– Sabe, você tinha razão, eu não deveria ter abandonado a minha carreira. Quando a empresa em que o Fernando trabalhava fechou, já tínhamos as crianças e passamos muita dificuldade.

– Puxa, que chato! Pelo menos, vocês estão juntos e se dão bem, não é mesmo?

Ela me olhou de uma maneira muito triste e respondeu:

– Mais ou menos. Quando veio a crise, ele ficou muito amargurado. Disse que eu era preguiçosa e me acusou de ter encostado nele. Falou que a culpa era minha de não ter um emprego para ajudar naquela hora difícil.

Depois de uma pequena pausa, ela disse algo que ficou na minha cabeça:

– O pior é que é verdade. Fui preguiçosa quando tinha mais condição de trabalhar, de construir uma carreira bonita. Agora, estou pagando o preço. E é caro.

Eu fiquei bem triste pela Simone, mas muito grata pela lição. Às vezes, a gente entra em um estado de acomodação e nem percebe que isso tem nome: preguiça. Preguiça de ir à luta, de correr atrás da vida que a gente merece e que pode construir!

💊😊 Pílula do bem-estar

Qual foi a última vez que você trabalhou para si mesma? Que preparou uma refeição especial ou arrumou sua casa com capricho? Vontade de comer bem ou de viver em um ambiente mais bonito a gente tem, mas dá uma preguiça, né? Vou lançar um desafio que tem o objetivo de deixar a acomodação lá longe. Nesta semana, você vai cozinhar algo bem gostoso só para você. Se você não gosta muito da cozinha, pode ser algo simples. Só não vale ser nada pronto. A ideia é que você sinta prazer em desfrutar do resultado da sua ação. Caso você e as panelas realmente não se entendam, o exercício pode ser fazer uma boa refeição fora. Nesse caso, é preciso que você vá sozinha, já que a meta é botar a preguiça para correr e realizar algo que você normalmente não faria. Escolha um lugar bacana, um prato que te dê água na boca e vá em frente! Não se preocupe com o que os outros vão pensar. O exercício é só seu. Você vai ver que consegue e que é bom se dar presentes como uma refeição especial.

No espaço a seguir, anote como foi essa experiência. O importante é ampliar suas fronteiras.

154 *Natália Leite - 2 P/ MIM*

Armadilhas da beleza

Beleza e inteligência. É o que todo mundo deseja, correto? Quem tem ambas não deve ter do que se queixar, certo? Não necessariamente. No caso da Carina, nascer com as duas vantagens em excesso foi um problemão. Ela sempre foi linda, desde criança. Aprendeu, pequenina, que podia usar isso. Com seis ou sete aninhos bastava pedir e a moça da loja de doces do bairro dava o que ela quisesse. Mais velha, percebeu que podia pedir os maiores absurdos para os namorados. Os caras, enfeitiçados com a beleza dela, topavam.

– Eu quero aquele vestido ali.

Na verdade, nem queria tanto a roupa. Queria mesmo era ver se o coitado teria coragem de gastar o pagamento inteirinho para fazer a vontade dela. E ele gastava. Inteligente como poucas, entrou na universidade pública e virou advogada. Uma excelente advogada! Com o tempo, ficou cada vez mais certa de que era absolutamente o máximo, invencível. Ela escorraçava os funcionários do escritório:

– Volta para a faculdade! Você não tem inteligência nem para aprender comigo, que sou a melhor aqui.

Não estou fazendo fofoca, não. Foi ela mesma que me contou essas histórias, toda orgulhosa.

A gente se conheceu numa longa viagem de avião. Ela falou quase o tempo todo. Quando tive a chance, perguntei:

– Carina, posso fazer uma pergunta íntima? Você responde se quiser, claro.

E com a certeza da superioridade, falou quase que de cima para baixo:

– Claro, queridinha.

156 *Natália Leite - 2 P/ MIM*

– Você é feliz?

Silêncio.

– Não.

– Não?

Ela balançou a cabeça, disse que só os estúpidos são felizes e mudou de assunto. Depois de digerir o susto daquela experiência, fiquei pensando sobre aquela mulher e cheguei à conclusão de que arrogância e tristeza andam lado a lado. Além da solidão, a preocupação de ficar se medindo para provar que é maior que os outros deve causar um estresse danado. A conversa com aquela moça me convenceu de que a combinação beleza, inteligência e dinheiro não resolve nada se a gente não tiver antes a paz. E paz a gente conquista fazendo o que é certo, com a consciência tranquila. Aí sim está feito o alicerce para a construção da própria felicidade.

Pílula do bem-estar

Todas as pessoas têm algo a ensinar. Por isso, é tão importante ter a postura de aprendiz: ganha quem está disposto a aprender. Às vezes, a lição está relacionada ao que evitar, como no caso da história anterior. Basta ter humildade para olhar cada situação como oportunidade de progresso para a vida se tornar mais leve. Reservamos o espaço a seguir para você fazer uma análise do seu dia com essa postura de aprendiz.

PESSOAS COM AS QUAIS CONVERSEI. O QUE APRENDI DE ÚTIL?

_____

_____

_____

_____

_____

_____

SITUAÇÕES QUE ENFRENTEI. COMO REAGI? COMO REAGIRIA COM A POSTURA DE APRENDIZ?

_____

_____

_____

_____

_____

_____

_____

Grude cansa

A Juju é uma bonequinha: educada, bonita e prestativa. A reação dos meus amigos ao bater os olhos nela costuma ser parecida:

– Nossa, Natália, essa tua amiga aí é pra casar, hein?!

O curioso é que os namoros da Juju têm prazo de validade: quatro meses. Já conheço o roteiro. Na primeira semana é assim:

– Amor, você me liga quando chegar em casa?

O sujeito todo interessado na Juju responde animado:

– Claro que sim!

Liga, diz que já está com saudades, aquela coisa toda. Quinze minutos depois, o celular do camarada recebe uma mensagem. É da Juju, com carinhas e corações. Ele fica feliz, afinal está fazendo sucesso. Meia hora mais tarde, aparecem mais carinhas no celular. Só que dessa vez são de choro, e a mensagem de texto diz: "Tô triste porque você não tá aqui". Aí o sujeito já começa a sentir o exagero, mas pensa: "Começo é assim mesmo, daqui a pouco melhora".

Infelizmente, não é assim. A carência da Juju só piora:

– Futebol? Posso ir também? Fico olhando.

– Mas só vai ter homem. A gente vai tomar cerveja, falar besteiras.

– Ah, amor! Mas eu vou ficar fazendo o quê?

Acho que os caras são até delicados, porque seria bem razoável uma resposta do tipo: "Vá viver sua vida, ué! Vá fazer suas coisas. Futebol é uma parte da minha vida. Se você não tem nada para fazer, o problema é grave. E é seu".

Bom, no começo, o namorado, mesmo contrariado, cede. Lá vai o coitado com a Juju de mãos dadas até o campo. Depois, lógico que ele vira motivo de piada entre os amigos. Ao fim de quatro meses, nem o mais guerreiro dos caras aguenta mais ouvir a Juju dizer:

– A gente vai ficar juntinho, juntinho, juntinho. Pra sempre. Só eu e você e mais nada.

Rapidinho, o camarada se despede:

– Tchau, obrigado. Deixa pra lá.

A Juju ainda não se deu conta do quanto a carência é uma inimiga traiçoeira. Ela faz a gente acreditar que alguém de fora vai preencher um buraco que está dentro da gente quando não tem jeito: cada um precisa se preencher.

Ter as próprias atividades, compromissos com as amigas, com a comunidade. Construir uma vida plena para si é o que nos dá a segurança para mandar a carência embora e nos tornar pessoas interessantes.

Juju, já deu, né? Chega de sufocar os caras. Está na hora de começar um novo curso, voltar para as aulas de dança, trabalhar mais. Vá viver sua vida, mulher!

💊☺ Pílula do bem-estar

Muitas de nós fomos educadas para acreditar que estar sozinha é igual a estar solitária. E que "precisamos" de companhia sempre, mas essa é uma visão bastante equivocada. Aprender a se virar sozinha é ganho de autonomia. Tenho muito orgulho de histórias como a da Lisa Tondato, de São Paulo, que não se sentia à vontade nem para fazer compras sozinha no supermercado. Depois de colocar em prática todos os ensinamentos deste livro, ela está até dirigindo – algo que antes parecia impossível para ela!

O que você gostaria de fazer sozinha, mas ainda não consegue? Ir ao cinema? Jantar fora? O que impede você de sair com a ótima companhia que é você mesma? Medo de as pessoas acharem estranho alguém sozinha no restaurante? Será que esse receio faz sentido? Leve um livro se precisar. Escolha pelo menos duas atividades para fazer por conta própria. Depois, o espaço a seguir para descrever como você se sentiu.

Xô, atraso! **161**

꧁≡ Aquecendo os motores

Gosto muito de dizer que a vida é sempre parceira de quem escolhe bem seus parceiros de vida. Com essa frase, minha intenção é estimular você a ser responsável na escolha de suas companhias. Vai se juntar à turma da reclamação no trabalho? Ligar para parente só para "comentar" a vida dos outros? Qual é o ganho? Para fechar a semana, o convite de hoje é uma reflexão sobre quem são as pessoas inspiradoras que fazem parte do seu dia a dia. O que você aprende com elas? Como pode se aproximar dessas pessoas e ampliar ainda mais o círculo de gente interessante na sua vida?

"O que mais me fez mudar foi aprender a
dizer 'não'. Eu realmente não sabia falar
essa palavra. Simplesmente concordava
com tudo, mesmo que me chateasse.
Fazia tudo meio mal-humorada, e isso
acrescentava um peso enorme na minha
vida, ficava insatisfeita. Não é fácil, mas
dizer não me deixa mais leve e
em paz comigo."

Sheila Pereira, Natal, RN

"Eu sempre fui básica: branquinho,
pretinho, begezinho... Hoje, percebi que
esta discrição toda estava ligada ao fato
de eu querer me esconder, de ter pavor
de chamar a atenção. Usar cores mais
vibrantes foi parte do meu processo de
transformação. Hoje, quando coloco uma
roupa neutra, combino com um acessório
colorido. Descobri que as cores são uma
ferramenta interessante para que eu
domine minha timidez e enxergue as
situações que antes me acuavam
como momentos de desafio,
crescimento e aprendizado."

Vanessa Arcari Nenevê, São Paulo, SP

Escolha você

Franciele é o tipo de mulher que chama a atenção pela elegância, não pela extravagância. Está sempre bem vestida, com a maquiagem discreta – sombra neutra, *blush* levinho. Uma graça. Um dia desses, lá no escritório, todos estavam concentrados quando Flor, a gerente, deu um berro:

– Franciele, me ajuda! Você tem de orientar essas criaturas, minha filha. O que é aquilo ali?

"Aquilo ali" era uma moça da equipe de vendas prestes a sair para visitar um cliente usando uma calça dois números menores que o dela e sutiã rosa-choque por baixo da blusa transparente. A Flor, em tom de lamento, disse:

– Já falei, já aconselhei, mas elas não entendem. Franciele, mostra sua comissão do mês para essas moças entenderem que não é ficando pelada que se faz bons negócios!

A situação ficou muito constrangedora. Entendo a frustração dela, mas a Flor não precisava ter falado daquele jeito.

Por conta dos exageros no visual, a empresa decidiu contratar uma especialista para dar uma palestra sobre imagem pessoal:

164　*Natália Leite - 2 P/ MIM*

– Meninas, decotes e roupas justas demais não são adequados ao ambiente de trabalho.

Só que moças mais, digamos, sensuais já estavam armadas depois do chilique da Flor. Uma delas se levantou e disse:

– Não pode por quê? O que é bonito é pra mostrar.

Então, a especialista explicou que se vestir de forma provocante no trabalho pode fazer com que o/a cliente perca o foco com relação ao que realmente interessa à mulher ressaltar: suas qualidades profissionais. Na vida pessoal, nas festas, tudo bem. Cada uma faz como achar melhor. Mas, segundo a consultora, a postura *sexy* não é adequada para quem quer crescer na profissão. O pessoal começou a entender. E quando ela mostrou algumas fotos do antes e depois de mulheres em outras empresas por onde ela passou, quem ainda tinha dúvidas se rendeu.

– Bom, senhoritas, agora vamos fazer a transformação de estilo em quem quiser. Roupa, cabelo e maquiagem, propôs a palestrante.

Adivinha o que aconteceu? As mais ousadas no vestir, as que mais resistiram às dicas da moça, foram as primeiras a correr para a fila. Achei bem legal porque percebi que todo mundo quer progredir. Em muitos casos, as pessoas erram por não saber mesmo. Basta um empurrãozinho e pronto: a melhor versão de cada uma desabrocha!

💊😊 Pílula do bem-estar

Para trabalharmos o conceito de imagem, a tarefa de hoje é pensar que você é uma empresa. O que sua empresa oferece? Agora, crie um *slogan* para essa empresa. Sei que pode ser bem complicado falar de si mesma, mas esse é um exercício de empoderamento. Para criar seu *slogan*, você pode começar pensando em seus diferenciais. Depois, pense em que tipo de visual ressaltaria a imagem da sua empresa. Está próximo ao seu? O que você pode incluir na sua rotina para dar um *up* na sua apresentação? Use o espaço a seguir para organizar suas ideias.

.... S/A
(SEU NOME)

166 *Natália Leite - 2 P/ MIM*

Cuide bem do seu amor

Desde que Suzana virou gerente de uma rede de cosméticos, está sempre impecável! Nem um único fio de cabelo fora do lugar. Como tenho menos compromissos que ela e não consigo encontrar tempo para a mínima produção, resolvi perguntar:

– Suzana, como é que você consegue, hein?

– Tem de se apaixonar por você mesma, amiga.

– Ah, vai! Sem essa conversa de revista. Fala sério. O que você faz?

Ela me olhou no fundo dos olhos e disse:

– Sabe aquela chuveirada na correria? Esfregando a bucha como se estivesse com raiva das pernas?

Puxa! Nunca tinha parado para pensar nisso, mas acho que esfrego a pele assim mesmo. A Suzana entendeu o que eu estava pensando e continuou:

– Não pode! Banho tem de ser um momento seu. Gostoso. Como nas propagandas de sabonetes, sabe? Sentindo o cheirinho do *shampoo*, o toque da espuma.

– Huumm, acho que estou entendendo, respondi já me imaginando na cena.

Ela completou dizendo que vale a mesma regra para o momento de se maquiar e se vestir. Segundo minha amiga, isso não pode ser encarado como uma obrigação:

– Tem de curtir! Tem de pensar que você é a mulher mais linda do mundo e está se preparando para brilhar.

Suzana explicou que para ser segura da porta para fora, a mulher precisa cuidar dos detalhes e ter hábitos íntimos de amor-próprio. Isso significa criar rituais gostosos, como comprar os ingredientes e preparar seu prato preferido, colocar flores para deixar sua casa mais alegre e manter as roupas de cama sempre macias e cheirosas.

Quando eu perguntei:

– Mas e tempo para fazer tudo?

Ela me convenceu de vez na resposta:

– Esse tempo não é gasto, Natália. É investimento. Volta para você na forma de eficiência. A gente faz tudo melhor e mais rápido quando se sente bem. No fim das contas, sobra mais tempo para ir ao cinema, conversar com as amigas e ler.

Ela disse que meia hora a mais pra você mesma por dia já faz muita diferença. Claro que vou testar. Lá vou eu reprogramar o despertador!

🔋☺ Pílula do bem-estar

A história da Suzana mostra como cuidar de si mesma vale cada segundo do investimento. Quando a gente se sente bem, ganha confiança.

O desafio de hoje é fazer uma lista com três pequenas atitudes que você pode adotar no dia a dia para se dar carinho e bem-estar. Só não vale deixar no papel, tem de colocar em prática!

MOMENTOS DE BEM-ESTAR

Repelente de gente

Tem uma colega no escritório que não é fácil. Subir com a mulher no elevador logo de manhã é um castigo. Ela não passa perfume, toma um verdadeiro banho. É de deixar qualquer um tonto. A combinação de estampas escandalosas em calças justíssimas e o "toc toc" dos tamancos de madeira com saltos enormes só não é pior que a voz. Ah, a voz. A pessoa não fala, ela grita. E você pode imaginar o tipo de comentário, não é mesmo?

Se aparece uma colega de alto-astral, de bem com a vida, ela logo fala:

– O que deu em você? Esqueceu que vai pegar ônibus lotado às 6 horas da tarde? Ou está de caso com o marido de alguém?

Perturbar ou constranger, sem dúvidas, é com ela mesmo. Desorganizada por dentro e por fora. Eu vivo torcendo para ela não se sentar à minha frente porque parece que faz de propósito. Ela se joga na cadeira, deixa as pernas escancaradas, mete as unhas nos dentes para tirar os restos do almoço! Ninguém merece tanta falta de educação e senso de convivência. Como eu sou do tipo otimista, enxerguei uma vantagem na presença desagradável dela. Esse tipo de gente faz todo mundo dar mais valor aos detalhes que compõem a educação de uma pessoa: não gritar, não exagerar no perfume para não incomodar ninguém, não exibir o que os outros não querem ver, falar "por favor", "obrigada", "bom dia". Enfim, coisas que a gente às vezes nem se dá conta do quanto são importantes.

De agora em diante, no escritório, se alguém comete qualquer deslize de deselegância, a turma puxa a orelha fazendo uma brincadeira com muita ironia. A gente vira para a pessoa que escorregou e fala assim:

– Você tá parecendo a "fulana".

Aí o colega se toca na hora:

– Ai! Gritei do seu lado, né? Desculpa.

Funciona todas as vezes.

💊☺ Pílula do bem-estar

Quando o ambiente de trabalho é bom, quando há carinho e respeito, as pessoas tendem a aceitar e até a agradecer observações construtivas. Mas aceitar uma crítica, mesmo bem intencionada, exige maturidade e compromisso com o aprimoramento pessoal constante. Como é aceitar críticas para você? Leva numa boa ou nem tanto? Os verdadeiros amigos e os bons colegas só resolvem "dar um toque" a quem merece. Então, se alguém te avisar de algum comportamento inadequado, é importante parar e refletir: "Opa! Isso pode me fazer crescer? Posso melhorar com essa observação?". Caso contrário, se você já sair na defensiva, aos poucos as pessoas que te rodeiam podem parar de tentar ajudar.

A tarefa de hoje é anotar o que amigos, parentes ou mesmo pessoas nem tão próximas já disseram e que foi benéfico para você. A partir de agora, toda vez que receber uma crítica, ouça de coração e mente abertos. Se depois de refletir você decidir ignorar, ótimo! É só desconsiderar a ideia, sem "mimimi". Por outro lado, se valer a pena, a crítica deve ser anotada aqui .

TOQUES QUE ME DERAM PARA EU ME APRIMORAR

172 *Natália Leite - 2 P/ MIM*

Beleza é ser inteligente

Estávamos esperando para entrar na aula de espanhol quando a Ju chegou:

– Oi gente, tudo bem?

Demorou cerca de três minutos para alguém se manifestar, apesar de estar todo mundo pensando a mesma coisa:

– Ô, Ju, o que você fez, hein? Botox? Mudou o cabelo? Tem alguma coisa diferente.

– Não fiz nada, não. Estou me sentindo bem mesmo.

Uma colega arriscou:

– Hum... Tá apaixonaaaaada!

A Ju riu e respondeu:

– Ai, gente, estou mesmo! Por mim.

O professor chegou e acabou o assunto. Como somos bem próximas, aproveitei o intervalo para entender a transformação que estava me deixando intrigada:

– Ju, abre o jogo. O que aconteceu?

– Sei lá! Só sei que estou aprendendo a me cuidar com carinho. Cansei de homem que me maltrata, cansei daquela turma que só me colocava em roubada. Mudei de vida.

Confesso que achava esquisito o pessoal que ia encontrar a Ju depois da aula. Ela confirmou:

– Era só farra, Nat. De segunda a segunda. Bebida e balada. Um ficava com a namorada do outro, dava confusão. Para trabalhar no dia seguinte era duro. Quase perdi o emprego de tanto chegar atrasada.

Realmente, aquilo não podia fazer bem à saúde nem ao bolso. A transformação da Ju é a prova de que beleza tem a ver com a maneira como a gente se trata. Estar bonita também é resultado de amadurecimento, de escolhas certas. Não dá pra achar que vai ficar na *internet* até 5 da manhã e estará ótima para trabalhar no dia seguinte.

A nova Ju ainda me disse:

– Sabe, Nat, aprendi que preciso pensar no resultado antes de tomar atitude. É preciso se gostar para parar de se colocar em roubada. Perder tempo com gente que só me bota pra baixo? Pra mim deu. Nunca mais!

Ver a transformação da Ju me fez perceber que é errado achar que a gente ou nasce com beleza ou fica sem ela o resto da vida. Aprendi que beleza também se constrói a cada escolha. Obrigada pela dica, Ju.

💊☺ Pílula do bem-estar

Fazer escolhas certas e coerentes com seu projeto de vida é um dos principais sinais de amadurecimento. Tenho certeza de que as companhias que escolhemos fazem toda a diferença em nossa vida. É importante nos cercarmos de pessoas bem resolvidas, com energia boa, felizes. Então, a pergunta de hoje é: Que companhias te enriquecem? Quem te ajuda? Quais pessoas te colocam pra cima, te animam? Anote para lembrar de priorizar o convívio com essa turma.

A MINHA TURMA DO BEM TEM:

Sempre alerta

Lourdes trabalhou a vida inteira para abrir o próprio salão de beleza. O "Cantinho da Lulu" estava indo superbem. Até que um dia, uma prima da Lourdes que tinha se separado do marido apareceu pedindo ajuda. Ela não teve dúvidas: colocou a mulher para dar uma força no salão. Depois de dois, três meses, a Carmen, manicure do salão, perguntou:

– Lourdes, essa sua prima é de confiança?

– Oxi! Que pergunta besta. Claro que sim. É filha da tia Almira, aquela que eu adoro.

Lourdes foi tão firme na defesa da prima que a manicure não teve nem como dizer o que queria. As meninas já tinham notado que quando a Lourdes não estava vendo, a tal

176 *Natália Leite - 2 P/ MIM*

prima destratava clientes e comprava produtos ruins. Se era de propósito ou por incompetência, não se sabe, mas que estava afundando o negócio, isso era fato.

Não demorou muito para o movimento começar a diminuir. Mas Lulu dizia:

– Deve ser por causa da economia do país. Já, já passa.

Infelizmente, a Lourdes só se deu conta do tamanho do estrago quando a tal prima desapareceu e ela foi ver as contas do salão. A prima tinha passado seis meses roubando e fazendo dívidas em nome do estabelecimento. Acabou destruindo o que a Lourdes havia criado com tanto amor e sacrifício. Não teve jeito, a microempresária precisou fechar seu negócio e arcar com o prejuízo.

Contei esta história numa roda de amigas. Estávamos falando sobre como é difícil alcançar sonhos e, mais ainda, manter a felicidade quando a gente conquista o que sempre quis. O comentário da Meire foi genial:

– Manter o que foi construído não é acaso, é vigilância! Pode observar: o que derruba qualquer um é achar que já chegou lá e que pode baixar a guarda. Quanto mais se constrói, mais vigilância é preciso ter.

Eu concordei. A gente tem de aprender a observar com muita atenção todos a nossa volta, mesmo quando se trata de família ou amigos. É difícil, parece que a gente está desconfiando à toa, mas façamos uma análise racional: o fato de a pessoa ser próxima não elimina os riscos.

Infelizmente, tem gente que se aproveita justamente da proximidade para agir de má-fé. No caso da Lourdes, por exemplo, como se tratava de uma prima, ela relaxou. Esqueceu que quanto maior a conquista, maior a necessidade de vigilância.

💊🙂 Pílula do bem-estar

Você já errou por excesso de confiança? Consegue enxergar onde houve o deslize na hora de vigiar? Muitas pessoas deixam de cuidar dos próprios interesses por receio de parecer duras, mas não é preciso ser mal-educada para agir com firmeza. O exercício de hoje é fazer um estudo sobre como você pode trocar o excesso de confiança e de simpatia por competência, sem abrir mão da elegância e da gentileza!

Sua prima pede o carro emprestado, mas você vai precisar dele às 17 horas, pontualmente. Exemplo de postura com excesso de confiança: "Claro! Pode levar. Só vou precisar dele no fim da tarde". Exemplo de postura competente e vigilante: "Gostaria muito de ajudar você, mas hoje tenho um compromisso importante. Você poderia se organizar para usar o carro amanhã?".

Complete o espaço a seguir com situações do dia a dia em que você precisa exercitar uma conduta vigilante. Escreva sobre elas, sobre o que pode fazer diferente para evitar que seja prejudicada.

_____ SEMPRE ALERTA!
(SEU NOME)

Aquecendo os motores

Essa semana quero compartilhar com você que escolheu estar comigo até aqui, uma ferramenta que amo. É um modelo que uso toda vez que preciso me preparar para alguma negociação importante. Batizei o exercício de "construtor de estratégias". Funciona assim: primeiro você coloca no papel qual é a situação. Por exemplo: um pedido de transferência para outra filial da empresa. Você vai precisar negociar com seu chefe, certo? Então, tenha em mente quais vantagens a empresa teria ao atender seu pedido. A filial está crescendo e você pode fazer a diferença? Pense também nos possíveis motivos que levariam seu chefe a negar sua solicitação. Qual seria a argumentação dele? De que forma você poderia contra-argumentar?

Este exercício é autoexplicativo e é importante dedicar tempo e atenção a ele. Essa é uma ferramenta que funciona, que ajuda você a não ser ingênua numa discussão importante. Preparada e segura para a conversa, suas chances de sucesso aumentam muito!

Construtor de estratégias

O que se vai pedir ou negociar:

_____

_____

_____

_____

_____

Com quem:

_____

_____

_____

_____

_____

Minha relação com essa pessoa:

_____

_____

_____

_____

Vantagens (para a minha vida) do que vou pedir ou negociar:

_____

_____

_____

_____

Escolha você **181**

POSSÍVEIS DESVANTAGENS (PARA A MINHA VIDA) DO QUE VOU PEDIR OU NEGOCIAR:

_____

_____

_____

_____

_____

MINHAS NECESSIDADES E RESTRIÇÕES COM RELAÇÃO AO ASSUNTO:

_____

_____

_____

_____

_____

NECESSIDADES E RESTRIÇÕES DO OUTRO COM RELAÇÃO AO ASSUNTO:

_____

_____

_____

_____

DESEJOS E FATOS EM COMUM QUE PODEM AJUDAR NA NEGOCIAÇÃO:

_____

_____

_____

_____

CONFLITOS DE INTERESSE QUE PODEM TRAVAR A NEGOCIAÇÃO:

_____

_____

_____

_____

Soluções

A IDEAL:

A SEGUNDA MELHOR:

A ACEITÁVEL:

Planejamento da conversa

TÓPICOS A ABORDAR:

TRUNFOS A MEU FAVOR/ TRUNFOS A FAVOR DO OUTRO:

"Com o passar do tempo, esquecemos de nos valorizar e entramos num círculo vicioso de depreciação e dependência emocional. Eu era uma pessoa comum e infeliz. Chegava ao trabalho, não sorria, não cumprimentava ninguém e trabalhava de qualquer jeito. Nos relacionamentos, era dependente e carente. Não percebia o óbvio: que minhas atitudes estavam me prejudicando. Hoje, depois de tudo o que aprendi aqui, sou outra pessoa: confiante e sorridente. Tenho mais amigos, encaro meu trabalho com maturidade e meu relacionamento está mais saudável e tranquilo. Encontrei a paz em mim mesma."

Ana Paula Batista, Caieiras, SP

Fazer amigos e negócios

Sabe quando assistimos a um filme e aparece uma pessoa tão linda, mas tão linda que a cena fica em câmera lenta e entra uma música romântica? Pois foi exatamente essa a sensação que as meninas tiveram quando o cliente pisou na sala de reunião. As mulheres da equipe de atendimento ficaram zonzas. Quer dizer, menos a Laura, a chefe.

– Ooooi, eu sou a Tamires – disse a primeira, passando a mão no colo e no pescoço.

Muito prazer, Carla – apresentou-se a segunda, com cara de mulher fatal.

Se a chefe não estivesse ali, certamente não haveria reunião. Laura precisou repetir:

– Tamires, o contrato!

É que a garota estava no mundo da lua, imaginando-se com o bonitão e os filhos que teriam, na casa de praia. Na cabeça da Carla, rolava uma tórrida cena de paixão com o cliente. O sujeito não estava nem aí para elas. Devia estar superacostumado com meninas bobas babando por ele.

Só o que impressionou o executivo foi a eficiência de Laura, que não perdeu a linha nem quando ele tentou jogar um charme para tentar descolar um desconto melhor. Negócio fechado, aperto de mãos, ele agradeceu e saiu sem nem olhar para as meninas. O que fez sentido, porque nenhuma delas estava ali de fato. Então, Laura encostou a porta e disse:

– *Ok*. O cara é muito bonito, mas vocês vieram aqui pra quê?

Foi aquele silêncio. Ela explicou que misturar os canais, perder de vista o porquê de qualquer encontro é prejuízo na certa. É um erro bem comum.

– Vocês viram como ele tentou usar o fato de ser bonito para derrubar o preço? Se fosse uma de vocês negociando, ele teria conseguido. Tiraria dinheiro da comissão de vocês e sairia rindo.

As meninas ficaram com vergonha. Até porque gostam da Laura e sabem que ela é competente.

– Laura, como você consegue ser tão focada? – perguntou Carla.

– Não tem mágica. Tem regra. Antes de qualquer encontro você tem de parar e perguntar: qual é meu objetivo com isso? Não pode entrar distraída. De que adianta paquerar se o que você precisa é fechar as contas do mês? As meninas aprenderam a lição. São as primeiras a afirmar que a Laura não é chefe à toa. Não misturar as coisas é uma qualidade rara. Que baita exemplo de mulher!

💊☺ Pílula do bem-estar

Se Laura não estivesse presente na reunião, a beleza e o charme do cliente poderiam ser prejudiciais para a negociação. A tarefa de hoje é listar o que te distrai. Essa não é uma tarefa tão simples quanto parece. A gente nunca acha que a música alta, a tevê ligada, o *Facebook* ou o hábito de fazer dez coisas ao mesmo tempo atrapalham na hora de realizar uma atividade. Será que não? Leve o exercício a sério. Conscientes dos fatores que podem nos "tirar do eixo", estamos mais preparadas para assumir o controle de nossas ações. Quem sabe fazer o dia render, colhe resultados melhores. Primeiramente, foco! Você está focada para começar o exercício? Ótimo!

DISTRAÇÃO

QUE MUDANÇA DE HÁBITO VOCÊ PRECISA FAZER

TÁTICA PARA COLOCAR A MUDANÇA EM PRÁTICA

O mundo é amigo

A Silene é o que as pessoas chamam de "rapa do tacho". Ela nasceu quando a irmã, Kátia, já tinha 12 anos e cresceu com os pais usando o exemplo da mais velha para tudo. Quando pequena, ouvia: "Tá vendo como a Kátia come tudinho?". Depois, na vida escolar: "A Kátia sempre foi boa em Matemática". Já na época do vestibular: "Você deve fazer Odontologia e trabalhar com a Kátia no consultório". Acabou que a Silene seguiu mesmo os passos da irmã e foi vivendo. Nem triste, nem feliz. Na média. Um dia, porém, resolveu fazer um curso de Gastronomia, apesar de a família achar uma bobagem:

– Pra quê, Silene? Você cozinha bem, não precisa de curso.

Mas ela foi, mesmo sem aprovação dos outros, e se encontrou! A turma do curso brigava para comer o que ela preparava. Para Silene, era a maior alegria ouvir:

– Menina, você é uma *chef* de mão cheia! Isso aqui é uma obra de arte!

O dono da escola, proprietário também de um restaurante superchique, percebeu o talento de Silene e a convidou para cuidar de uma casa brasileira que ele estava abrindo na Austrália. Ela, então, pensou no que a Kátia faria. Mudar para o outro lado do mundo? A irmã certamente não iria e, se fosse, provavelmente não seria feliz por lá. Foi aí que Silene entendeu que a vida da Katia era perfeita... para a Kátia!

Quando Silene descobriu a vida da própria Silene, quanta diferença! Se compararmos uma foto de antes com outra de agora, da *chef* internacional, nos depararemos com duas mulheres diferentes. Hoje em dia, Silene só anda com um sorriso radiante no rosto.

190 *Natália Leite* - *2 P/ MIM*

Lógico que os bons exemplos podem ajudar, mas não adianta tentar imitar, fazer igualzinho, porque não dá certo. É como querer ter o corpo igual ao da mulher da capa de revista que é paga para ser bonita. Pensa que é *Photoshop* e pronto, desencana. Melhor do que ficar sofrendo com as comparações. A história de Silene é prova de que quando a gente decide aceitar quem é e vive de acordo, as portas se abrem.

💊☺ Pílula do bem-estar

O desafio é esse: descobrir sua vocação. Amar a própria obra é fundamental para ser feliz e fica bem mais fácil amar o que se faz se a atividade está em sintonia com seus próprios talentos. Essa descoberta não é fácil nem rápida. É um processo. Uma jornada.

O exercício de hoje tem a função de contribuir com essa descoberta. Podemos começar respondendo às seguintes perguntas: O que eu faço muito benfeito? Quais são as vantagens que sou capaz de gerar para outras pessoas por meio do meu trabalho? Se você acha que está muito distante de conhecer sua vocação, um bom exercício é lembrar-se da sua infância. O que você gostava de fazer? Eu adorava brincar que era repórter ou cientista. Adorava investigar, descobrir. Também é útil pensar sobre as matérias em que você se saía melhor na escola. Você gostava de Matemática e Física? Ou de História e idiomas? É um ótimo começo.

Escala de valores

Na escola todo mundo achava o Patrick o máximo. Ele fugia da aula para sair com uns amigos mais velhos, paquerava as meninas estudiosas para que elas passassem cola nas provas. Era visto como uma espécie de rebelde que tinha coragem para fazer tudo aquilo que os outros nem ousavam pensar.

Para nossa surpresa, Patrick mudou pouca coisa: se veste quase do mesmo jeito (nem o boné abandonou), continua investindo a maior parte no tempo em paquerar meninas que possam lhe trazer alguma facilidade e vive de bico.

– Ihhhh, olha que monte de mané vocês viraram, rapaziada! Todo mundo coxinha!

Coxinha? Pra você que, assim como eu, não conhecia o termo, coxinha no dicionário do Patrick significa gente chata, sem graça. O contrário de "descolado" e "bacana" como ele. No meu dicionário, o que ele chama de coxinha é gente séria, mas, beleza, levamos na boa, foi engraçado.

Aí, alguém quis saber:

– Fala de você, Patrick. Tem filhos?

– Devo ter, mas nenhuma mãe me achou ainda não – ele respondeu às gargalhadas. Outro colega também ficou curioso e perguntou:

– Está morando onde?

– No mesmo lugar, na casa dos "véios". Pô, acha que sou trouxa de sair daquela mamata?

Todo mundo se divertiu com a experiência da máquina do tempo: ver um corpo de 40 habitado pelo mesmo menino de 16 anos.

– Tira uma foto minha com o Patrick – disse um dos colegas.

– Ah, eu tenho de mandar essa foto para a minha irmã! Ela era apaixonada por você – ouvi de outra colega. Apesar de parecer divertido, no fundo é bem triste. Na hora de estudar, ele brincou. Na hora de aprender a trabalhar, ele bebeu e fumou. Agora é um personagem, um menino grande. O caso do Patrick me fez lembrar de uma coisa que meu pai diz:

– Tudo na vida tem uma ordem. Para fazer um bolo, primeiro a farinha, depois o calor.

Ele usava isso para dizer que eu não podia brincar antes de terminar a lição de casa. Mais tarde, repetia o discurso toda vez que um chefe chato me fazia ter vontade de pedir demissão. Ele insistia para eu aguentar firme:

– Supere! Vai te fazer maior. Primeiro a farinha!

Quando eu era mais nova, isso parecia uma chatice, mas é bem verdadeiro. Existe mesmo uma lógica de prioridades para viver bem. Para ser livre e fazer o que quiser, primeiro você precisa conseguir pagar suas contas, ser dono do seu nariz. Para isso, é necessário aprender uma profissão e ser bom nela. Só sei dizer que depois daquele encontro, Patrick já não me parece mais o máximo, e meu pai, com seu discurso da receita de bolo, já não me parece mais tão chato.

Fazer amigos e negócios **193**

﹙☺﹚ Pílula do bem-estar

O desafio do dia é avaliar suas escolhas vencedoras. Ter consciência dos próprios acertos aumenta a segurança e serve de estímulo para que a gente encare novos desafios. Use o espaço a seguir para visualizar suas conquistas. Se por ora ainda houver espaços em branco, não se preocupe. Fica o estímulo para fazer mais por si mesma a partir de agora. Afinal, como dizia Chico Xavier: "Embora ninguém possa voltar atrás e fazer um novo começo, qualquer um pode começar agora e fazer um novo fim".

MINHAS MAIORES CONQUISTAS

NA VIDA ESCOLAR:

NA VIDA PESSOAL:

194 *Natália Leite - 2 P/ MIM*

NA VIDA AFETIVA:

NA VIDA PROFISSIONAL:

NA VIDA FAMILIAR:

Ser pessoa

Bete, minha manicure do coração, é uma pessoa quieta. Fala pouco e ouve muito. Quando abre a boca é porque tem o que dizer. Essa semana, cheguei mais cedo no salão e fiquei ouvindo a conversa da moça que estava fazendo as unhas antes de mim:

– Bete, terminei com ele, mas já liguei para o outro porque não sei ficar sozinha, né?

Bete fazia jeito de interessada e sorria sem dizer uma palavra, e eu só pensando: "Mas é uma diplomata de primeira essa Bete". Quando chegou a minha vez de ser atendida, falei:

– Bete, você é tão boa para dar conselhos! Por que não disse logo para ela que não dá pra ficar nessa de um namorado atrás do outro só porque tem medo de ficar sozinha?

– Porque não adianta, Natália. Ela ainda não entendeu nem o que é ser uma pessoa.

– Como assim, Bete?

A supermanicure me explicou:

– Ela ainda está naquela fase de ser um saco vazio que tenta ficar em pé se apoiando em outro saco vazio.

A história toda ficou meio confusa para mim, então, perguntei:

– Bete, o que é ser uma pessoa? Você acha que eu sou uma pessoa ou um saco vazio?

Ela fez uma carinha engraçada e disse:

– Ué! Espero que você seja uma pessoa, Natália. Ser uma pessoa é se sentir inteira por si só. Aí o que vem é escolha para acrescentar. Uma pessoa escolhe as companhias que quer e quando quer, mas não depende dos outros pra ficar bem.

196 *Natália Leite* - *2 P/ MIM*

– Ah, entendi! Uma pessoa é um saco cheio de coisas boas, que só se interessa por outra pessoa se ela também for cheia de coisas boas. Não serve qualquer uma só para preencher um vazio. Ao me ouvir, ela disse:

– Tá vendo? Você entendeu.

Agora, toda vez que eu ouço alguém dizer "antes só do que mal acompanhado", me lembro da Bete e vejo que ela tem toda razão. Precisamos ser pessoas!

....

🔋☺ Pílula do bem-estar

Você já parou para pensar como ao longo da vida a gente vai perdendo a naturalidade de dizer uma das primeiras palavras que aprendemos? A palavra "não" é tão importante que os bebês logo dominam seu uso. Dizem "não" para aquela comida, "não" para a chupeta quando não querem ou "não" para aquele brinquedo. Isso protege o indivíduo e faz com que ele exercite suas vontades próprias.

Com o tempo, algumas culturas associaram o "não" à agressividade e, especialmente as mulheres, passaram a sentir que estar sempre disponível é uma obrigação. Muitas vezes, essa dificuldade de dizer não atrapalha o desenvolvimento da pessoa. O exercício de hoje é refletir sobre esse assunto. Você sabe dizer não de forma educada e elegante? Nós podemos fazer isso sem causar qualquer mal-estar. Aqui vão algumas dicas:

• Pense antes de responder! Não tenha receio de pedir para dar uma resposta depois. Você terá mais

Fazer amigos e negócios **197**

tempo para decidir e até pensar na melhor maneira de negar, se for preciso.

- Apresente soluções! Ao negar, sugira outra alternativa para resolver o problema.
- Seja direta e sincera! Não adianta enrolar se pediram algo que você não pode ou não sabe fazer. A transparência é sempre a melhor estratégia.

Você já fez algo que não queria por medo de desagradar aos outros? O que sentiu depois? Utilize o espaço abaixo para descrever situações nas quais você tem dificuldade em falar não. Use as dicas anteriores para treinar respostas mais eficientes e assim atingir seus objetivos.

TREINAMENTO PARA O NÃO

198 *Natália Leite - 2 P/ MIM*

Pega leve

Sempre gostei de comemorar meu aniversário: cozinha cheia, aquela confusão de "cadê as velinhas?", "ih, esqueci de comprar!", grito, vaia, riso, "com quem será, com quem será" e aquela coisa toda. Acontece que este ano foi tão corrido que a festa foi um almoço. Só eu e a minha melhor amiga. Ela sacou uma caixinha da bolsa e disse:

– Seu presente!

Era um porta-retrato com a palavra "felicidade" na base e um papel escrito "leveza" no lugar da foto.

– Que bonito! – agradeci, já imaginando qual parte da casa ele enfeitaria. Meus pensamentos foram interrompidos quando ela começou a explicação do presente:

– Felicidade é a combinação de três conquistas. A primeira é a alegria, que você tem bastante. A segunda é a persistência para seguir em frente, batalhar pelas ideias, pelos projetos, pelas pessoas de quem a gente gosta, que também não te falta. E a última, mas não menos importante, é a leveza.

Eu estava toda concentrada, acompanhando o raciocínio dela:

–E a leveza é o que me falta?

– Aham.

Não vou ficar aqui falando dos exemplos bem bons que ela deu para ilustrar os pesos que carrego sem precisar. Vou falar do que interessa a qualquer mulher inteligente. Ela disse que aos 45 anos, plenamente bem-sucedida no amor e na carreira, se deu conta de que só achou a felicidade quando começou a abrir mão de tudo que não precisava. Começou pelas coisas mais simples: bolsas, cadernos, roupas que não usava mais, bijus que só enchiam caixas e mais caixas, e todas essas tranqueiras que a gente acumula ao longo da vida. Depois, conseguiu jogar fora o mais pesado. Livrou-se de ideias, culpas e expectativas que só pesavam...

E me disse ainda: "Até gente chata que só falava de problema e me colocava pra baixo não carrego mais. Dei um basta naquela preocupação com a carreira do meu irmão ou com o casamento do meu filho. Caiu a ficha de que cada um é dono da própria história. Quem ama orienta, cuida, mas não controla nem se quiser. Percebi que tentar controlar é um peso."

Aquele papo foi meu o melhor presente. Para não esquecer, ando com o papelzinho que ela colocou no porta-retrato. Olho para ele todo dia e penso: "alegria, persistência e leveza".

🔋😊 Pílula do bem-estar

A palavra de ordem hoje é "leveza". Sei que pode parecer difícil atingi-la, mas vamos começar de forma simples. Escreva cinco coisas das quais você pode se livrar para se sentir mais leve. Comece pelos itens físicos, cacarecos mesmo. Depois, pense em hábitos ruins para abandonar. Que tal diminuir o tempo que passa nas redes sociais, a quantidade de bobagem que come ou o contato com pessoas que não te fazem bem? Vamos lá! Pode ser qualquer coisa que pese. O importante é sempre voltar aqui e lembrar de praticar!

HORA DE ME LIVRAR DE...

EM CASA:

NA BOLSA:

NO ESCRITÓRIO:

NO CARRO:

HÁBITOS/PENSAMENTOS:

Dormindo com o inimigo. Acorda!

Mal cheguei à casa da Mariane e ela logo disparou:
— Menina, você vai cair pra trás. Sabe quem está traindo o marido? A Berenice!

Eu, que queria uma tarde sossegada com chá, lanchinho e conversa leve, disse:
— Mariane, para com isso. Depois não sabe por que as pessoas te chamam de fofoqueira.
— Nossa, Nat, o que é isso! Só tô falando pra você.

Mariane parece que não aprende. Já se deu mal até no trabalho por causa de fofoca. Um dia, ela estava de folga e viu uma colega também do administrativo com o chefe no *shopping*. Na mesma hora mandou mensagem para outra colega contando.

A menina comentou sei lá com quem, que é amiga de infância da esposa do chefe. Cada uma aumentou um pouquinho e quando a história chegou à mulher já era de um superamasso no *shopping*.

Só que não era nada disso. A Mariane não sabia, mas os dois tinham ido comprar comida para o pessoal que estava fazendo hora extra na firma. Olha o tamanho da confusão! O pior foi para a Mariane, que ficou com fama de fofoqueira. Ninguém confia em gente assim e nem preciso dizer que ela nunca mais foi promovida. Já vi tanta gente se dar mal por causa de fofoca, que fujo correndo. Se é alguém de quem gosto, com quem tenho intimidade, falo mesmo. Como fiz com a Mariane:

– Numa boa, não me conta, me deixa fora do *tititi*.

Se não dá para ser assim supersincera, desenvolvi uma estratégia: arrumo uma desculpa. Alego que lembrei de alguma coisa e saio correndo. Não participo mesmo. Percebi que fofoca só dá problema, perda de tempo, de amizades e até de oportunidades no trabalho. Fofoca? Tô fora!

📍😊 Pílula do bem-estar

Hoje, a pílula do bem-estar é uma listinha de dicas para pôr em prática todos os dias e evitar cair em fofocas.

- Evite o famoso "você ficou sabendo?" Se escutar essa frase, atenção. Caso a informação diga respeito à intimidade de outra pessoa, ignore. Não faça comentários ou leve adiante.
- Lembre-se da Mariane: Nem tudo o que parece é. Enganos acontecem. Não dê ouvidos a qualquer história, mesmo que aparentemente faça sentido. Se não lhe diz respeito, não entre na conversa.

Dormindo com o inimigo. Acorda! **205**

- Não entre em rumores. Evite entrar nas conversas da "rádio corredor". Basta um erro para levar a fama de fofoqueiro. Os superiores podem até usar pessoas "informadas" para saber o que está sendo dito na empresa, mas a promoção vai para quem não tem tempo sobrando para entrar em rumores.
- Respeite para ser respeitado. Se você viu algo que possa deixar outra pessoa desconfortável, envergonhada, coloque-se no lugar dela. Não saia contando para os outros. Seja na empresa ou na família, o papel de quem quer crescer e viver em paz não é contar histórias sobre outras pessoas.

Quem manda: você ou o medo?

Vou confessar: a Bia é a minha prima preferida. Ela estuda Jornalismo, é comprometida, alto-astral. Adoro! Semana passada, ela me ligou:

– Prima, sabe aquele estágio? O chefe ficou de me ligar em uma semana, mas não ligou. Deve ter aparecido alguém melhor. Ou será que ele esqueceu? Bom, de qualquer forma, acho melhor ver outro, né?

Respondi de imediato:

– Bia, para tudo! Não é esse o estágio que você quer? E quem quer a posição: você ou ele? Vai atrás, garota! Ligue, mande e-mail, apareça lá. Faça acontecer!

E ela, meio sem graça, disse:

– Mas, se eu ligar, ele vai achar que estou insistindo. Ou então, sei lá, pode até ficar com raiva. Melhor deixar pra lá.

É impressionante a quantidade de medos bobos que passam pela cabeça da gente: medo de incomodar, medo de não ser amada, medo de não conseguir criar os filhos, medo de pedir o merecido aumento. O mais engraçado é que os medos que paralisam as mulheres são justamente esses completamente sem sentido, esses inventados pela acomodação.

– Bia, vai deixar o medo decidir sua vida ou vai decidir você? – perguntei.

Pode ser que eu tenha sido um pouco dura, mas valeu a pena porque ela deu o voto de confiança para a prima aqui. Procurou a pessoa responsável e veja como as coisas são: ele tinha mandado um *e-mail* que ficou parado na caixa de *spam*. O homem já estava achando que a Bia tinha desaparecido como tantos jovens sem compromisso que há por aí.

Terminei minha semana feliz com a notícia. Se minha prima tivesse ficado parada, com medo, teria perdido o bonde. Fica para trás a turma que pensa, acha, reflete e não se mexe, afinal, a vida é feita de movimento. E qual é o sentido da vida? Pra frente!

Pílula do bem-estar

O medo sempre faz as coisas parecerem maiores do que são. Quando a gente o enfrenta, percebe que é mais forte do que havia imaginado. Quem alimenta o monstro do medo somos nós, na nossa cabeça. E para vencer o inimigo é preciso conhecê-lo, certo? Por isso, a proposta de hoje é listar os seus medos. Escreva quais são os seus. Vamos lá, coragem! Cara a cara com seus medos vai ser mais fácil traçar estratégias para superá-los.

MEDO

Quais são as ações possíveis diante desse medo? O que importa é não ficar paralisado.

Escolha não se culpar

Eu sei que é feio prestar atenção na conversa dos outros e já estou me sentindo culpada, mas, lá onde eu faço depilação, as cabines são grudadas! Você ouve o que se passa do outro lado, não tem jeito.

– Oi, Xulingotingo!

Ao ouvir, confesso que achei bem engraçado o apelido romântico e comecei a prestar atenção na conversa mesmo.

– Não consegui passar lá para ver sua irmã. Estou me sentindo tão culpada! É que hoje eu tive de entregar o balanço do mês no trabalho, renovar a carteira de motorista, fazer compras porque não tem mais nada lá em casa, ligar na operadora para resolver aquele problema da conta do celular e...

Caramba! A lista era imensa. Veja o quanto ela fez. Deveria estar orgulhosa. Mas não, tinha mais motivos para se culpar:

– O pior é que hoje vou chegar tarde. Não vou conseguir fazer a tarefa de casa com meu filhote. Se ele não passar de ano, vai ser minha culpa.

E eu pensando:"Como assim, moça? Você estava trabalhando para pagar a escola da criança. Ele tem de aprender a cuidar das próprias responsabilidades, né? Aposto que você é uma ótima mãe. E se ele tomar pau na escola não é culpa sua!".

Mas, voltando para a conversa dela:

– O chefe estava estranho hoje. Acho que fiz alguma coisa que ele não gostou.

Nessa hora, precisei me segurar para não colocar a cabeça por cima da divisória e dizer:

– Não, não, não! Ele deve ter brigado com a mulher ou vai ver estava com dor de estômago. A culpa não é sua. Por que tudo no mundo é culpa sua?

Sei que parece até brincadeira, mas é sério. Ouvir a "Xulingatinga" me fez ver como a gente se maltrata com a danada da culpa. Cada vez mais a mulherada se impõe uma lista impossível de tarefas a cumprir. Concordo que o exercício não é fácil, mas a gente precisa aprender a priorizar, escolher o que realmente é importante e não sofrer com o resto.

Daquele dia em diante, quando começo a me sentir mal porque deixei de fazer isso ou aquilo, lembro da "Xulingatinga" e me pego rindo sozinha. E de consciência tranquila, mando a culpa passear!

▌☺ Pílula do bem-estar

Não dá para ter tudo de uma vez só. A gente precisa aprender a organizar o próprio tempo para viver melhor. Felizmente, há meios para isso. O filósofo Mario Sergio Cortella afirma que "a obsessão está nos fazendo correr atrás somente do urgente e deixar o importante de lado". Urgente, segundo Cortella, é aquilo que consome seu dia. Importante é aquilo que pode garantir o seu futuro. Vamos para a prática?

A tarefa de hoje é preencher o espaço a seguir, classificando suas atividades. Pense em uma semana da sua rotina para aumentar as chances de aparecer os itens realmente importantes.

Urgentes!

Importantes

Dormindo com o inimigo. Acorda! **211**

Jogo da vítima

"Vou ser promovida!". Foi o que a Fabi gritou quando nos encontramos na semana passada. Pena que a euforia durou pouco.

Dois dias depois o marido dela recebeu uma oferta de emprego em outro estado, e a Fabi veio de novo falar comigo:

– Ah, por mim, ficaria aqui no meu emprego e iria aos finais de semana ficar com ele. Até porque esse projeto do meu marido só vai durar um ano. Mas não tive nem coragem de falar com ele. Casei. Tenho de acompanhar, né?

Ela realmente foi com ele. Um ano depois, voltaram. A Fabi está com a carreira parada porque lá em Minas Gerais não encontrou emprego. De volta a São Paulo também não está achando nenhuma oportunidade.

Eu fico triste quando a ouço dizer na frente do marido:

– Eu tinha futuro, minha carreira ia bem, mas mulher tem que se sacrificar. Fazer o quê?

Dá até dó do moço que não a obrigou a nada. O que mais me incomoda é que a história da Fabi é igual a de um um monte de mulheres. A Vivi, por exemplo, deixou de assumir uma promoção para não sair de perto da mãe. Os parentes ficaram orgulhosos: "Isso é que é filha!". Na hora, ela assumiu o papel, fez discurso e tudo: "Pois é, a gente tem de fazer escolhas na vida". Só que, lá no fundo, ela sente uma angústia. Ela é mesmo uma grande filha! Nunca passou pela cabeça da Vivi abandonar a mãe. Só que hoje pensa: "Se eu tivesse topado o cargo novo, os momentos com mamãe, mesmo que menos frequentes, seriam melhores".

Fico impressionada! Como nós, mulheres, fazemos esse jogo o tempo todo, não é mesmo? No trabalho, nos relacionamentos. "Não, amor, deixa que eu limpo", diz a mulher. Depois, fica toda chateada, reclamando que o namorado nunca ajuda em nada, mas quem criou a situação? Ou quando estamos mal e uma amiga liga dizendo que vai dar uma passadinha em casa só para dar uma força, falamos: "Não, está tudo bem. Não precisa vir não". Depois, choramingamos: "É, quando ela estava mal eu fui até a casa dela, mas quando eu preciso, cadê?" Estive pensando nisso: pra que essa mania de deixar o outro em dívida? Qual é o ganho de ser a vítima? Por que o apego à posição de se sacrificar? Vale a pena deixar de fazer o que você quer pelos outros e depois cobrar deles? Não encontrei vantagem alguma. Eu mesma resolvi parar com isso. Chega de ganhar num jogo que só tem perdedor. Está na hora de dizer "tchau, tchau, jogo de vítima!".

💊☺ Pílula do bem-estar

O exercício de hoje é responder à pergunta: O que você quer fazer? Não vale "filtrar", considerando o que você acha que seria melhor para o seu companheiro, filhos ou parentes. Lembre-se da lógica da árvore: quanto mais profundas as raízes, maior a sombra e melhores os frutos para todos a seu redor. Realizar-se é a maneira mais eficiente de ensinar as pessoas a sua volta a também buscar uma vida plena. Então, mão na massa! Não raciocine demais. Apenas escreva o que lhe vem à mente e que está coração.

Dormindo com o inimigo. Acorda! **213**

O QUE EU QUERO FAZER:

NESTE FIM DE SEMANA

NAS PRÓXIMAS FÉRIAS

Com o dinheiro que tenho guardado

Para economizar

Para aumentar minha renda

Chega de "mimimi"

Domingão. Chuva castigando São Paulo. Preguiça de cozinhar. O restaurante italiano na esquina de casa parecia a melhor opção. Como muita gente teve a mesma ideia, foi preciso esperar. Ali, na fila por uma mesa, me encantei com uma menininha de uns quatro anos que dançava, cantava e cumprimentava as pessoas. Levei um susto quanto percebi que ela queria ficar em pé na cadeira. Perigo grande, né? O pai, todo convicto:

– De jeito nenhum, Sabrina!

Aí ela baixou a cabeça, entrelaçou os bracinhos, e com aqueles olhinhos de filhote pidão:

– Papai, por favor. Eu tomo cuidado.

O sujeito não resistiu. Alguns minutos depois, a menina escorregou ao pular no assento e quase bateu o queixo num copo de vidro. Ela se assustou e resolveu sentar. Dali a pouco, começou a negociar com a mãe. De novo fez charme, deu beijo, encostou a cabeça no peito, falou no ouvido. Sei lá o que ela conseguiu! Um presente, talvez. Só sei que a garotinha deu um superabraço na mãe e um sorriso vitorioso.

Quando a gente é criança esses charminhos funcionam mesmo. É natural. Nessa idade, não temos meios para fazer algumas coisas sozinhas. Ainda não temos força, experiência ou capacidade de trabalho, então usamos as armas disponíveis: choro, graça, manha. O problema é que muitas vezes trazemos a personagem da infância e seu "charminho" para a vida adulta, mas, agora que somos gente grande, não faz sentido.

Na vida adulta, o charminho é o jogo de quem não fez o que deveria ter feito e quer evitar as consequências. É o jogo de quem está com preguiça de trabalhar para comprar o que deseja, ou de estudar para ser mais, e usa a ferramenta infantil para transferir a responsabilidade para o outro. O importante é a gente se dar conta de que esse tipo de charminho é uma atitude que reduz a mulher. Pode ser difícil de visualizar, mas quando estamos do lado de fora enxergamos direitinho. Por exemplo:

– Ai, amooooorzãaaoo, eu queeeeroooo aquele vestido!".

Ou:

– Filhinhoooo, mamãe tá tãaaaao sozinha. Você não vem ver a mamãe hoje?

Assistir a uma cena dessas dá até vergonha alheia, não é mesmo? Então, o melhor é não correr o risco de passar pelo ridículo e abandonar de vez o jogo do charminho.

Pílula do bem-estar

Apontar isso nos outros é sempre mais fácil. Nenhuma de nós teria dificuldade para descrever situações nas quais uma colega ou parente pregou a peça do "charminho" para conseguir o que queria do pai, da mãe ou do marido, mas este livro trata de você! Portanto, vamos pensar em exemplos próprios. O importante aqui é ter em mente que alcançar o objetivo de receber o que a gente queria não é necessariamente uma vitória. Sabe por quê? Por que perdemos a chance de crescer, de fazer por nós mesmas. Isso se chama autonomia, um valor fundamental para quem quer viver em paz e tranquilidade.

SITUAÇÃO EM QUE USEI O CHARMINHO:

COMO ME SENTI NA HORA:

COMO ME SENTI DEPOIS:

O que percebo hoje sobre a situação:

Como faria diferente:

Aquecendo os motores

Autonomia. O que essa palavra significa para você? Um dos objetivos desse livro é contribuir para que mais mulheres sejam autônomas, protagonistas da própria vida. Nas novelas, a protagonista é a personagem principal, certo? E na sua vida, quem é a principal estrela? Lembre-se de que quanto mais você brilhar, mais luz terá para oferecer àqueles que vivem ao seu redor. Use o espaço a seguir para escrever sobre esses dois conceitos: ser autônoma e ser protagonista da própria história.

"Comecei a praticar todas estas dicas e ensinamentos num momento muito delicado da minha vida. Havia mudado de cidade há apenas três meses, estava procurando emprego e, temporariamente, era dona de casa, sem família e amigos por perto. Eu me sentia muito frustrada e descontava no meu relacionamento. Então, passei a prestar mais atenção em mim e nas minhas ações. Com isso, voltei para o objetivo que tinha de abrir uma empresa. Fico feliz por retomar meus sonhos. O processo de me fortalecer emocionalmente foi fundamental, pois trouxe para a minha consciência meu poder pessoal"

Fabíola Hoppe, São Paulo, SP

Multiplique o amor, não a guerra

A Lucia namora o Gerson, e ele tem um filho. Ela achava que a ex-mulher enchia o saco e fazia de tudo pra chamar a atenção dele. Disse que, uma vez, a mãe chegou a levar o menino ao hospital só para acabar com a sexta-feira romântica do novo casal.

— Tem hora que dá vontade de pegar o telefone e dizer: "Escuta aqui, sua mulherzinha de quinta categoria, vou te colocar no seu lugar! — desabafou.

Luana, uma amiga nossa, super na dela e a que menos fala na turma, disse:

— Lucia, arrumar confusão com a mãe do filho do namorado é roubada. Deixar a mulher com raiva é arrumar uma inimiga poderosa porque filho é filho. O posto de mãe ela não perde. Se coloca no lugar dela, Lucia. Sabe-se lá se ela estava precisando mesmo de ajuda no hospital? Não é mole bebê doente.

Todas ficaram quietas. Até aquele momento, ninguém tinha pensado no lado da moça, que nem família aqui tem.

Aliás, ela já queria ter voltado para o Sul há muito tempo, só não foi porque o Gerson fazia pressão por causa do filho. O resultado daquele nosso chá da tarde foi muito positivo. A partir daquele dia, Lucia mudou a postura. Quando o namorado começa a reclamar da ex, ela é a primeira a abaixar a temperatura da conversa e fazer o cara olhar o lado da mãe do menino. Um dia desses, Gerson até perguntou:

– O que deu em você? Nunca vi namorada defender ex.

A Lucia respondeu:

– Eu não sou uma mulher comum.

Essa história teve um final feliz: elas acabaram se conhecendo e hoje se respeitam. Acabou o estresse, cada uma cuida da própria horta. Temos a impressão até de que a ex está segurando mais as pontas com o menininho porque sente que a Lucia a trata bem, sem falsidade.

Gerson também se deu conta de que a Lucia é um mulherão. Está todo derretido. Já me convidei para o superjantar que ela está devendo para a Luana, a amiga dos bons conselhos. Já dizia Voltaire: "Todas as riquezas do mundo não valem um bom amigo".

💊☺ Pílula do bem-estar

Competição só gera estresse. Mulher inteligente cria um ambiente favorável e faz com que as pessoas gostem dela. Especialmente as outras mulheres. A dica de hoje é baseada no pensamento do grande Dale Carnegie, um dos meus autores favoritos, que diz que a gente deve aproveitar toda oportunidade que tem para fazer elogios merecidos, honestos. Alguém te atendeu bem, foi gentil, foi pontual? Elogie! Isso faz bem para

Multiplique o amor, não a guerra **223**

quem recebe e também para quem faz o elogio, mas é muito importante saber a diferença entre elogio sincero e bajulação. Se não for real, se não for merecido, aí soa falso, todo mundo percebe e só piora a situação. O exercício é ficar atenta a isso e usar a dica do elegio sincero. Depois, volte aqui e relate como foi. Como a pessoa reagiu? Como você sentiu?

O DIA EM QUE ELOGIEI

224 Natália Leite - 2 P/ MIM

Carinho constrói

Um dia desses, a Fernanda me contou que estava quase enlouquecendo com a assistente dorminhoca. A moça se atrasava todos os dias. Sempre tinha uma desculpa. Um dia era o ônibus quebrado; no outro, a avó doente. A Fernanda disse que nem ouvia mais, deixava a garota falando sozinha e saía resmungando da incompetência da menina pelo escritório.

Até que numa manhã, estava para voar no pescoço da assistente e, para não fazer isso, resolveu desabafar com a chefe, uma mulher experiente com quase trinta anos de empresa:

– Isaura, numa boa, qualquer hora dou um murro naquela folgada.

A chefe:

– Minha filha, mude a estratégia. Brigar não resolve. Ou você consegue colocar a menina para trabalhar direito ou ainda não está pronta para ter assistente. Trate a moça com gentileza e vamos ver no que dá.

Quase morrendo por dentro, Fernanda parou de apontar o atraso e se esforçou para elogiar:

– Ficou bom esse relatório.

A menina estranhou nos primeiros dias. Aposto que por trás daquela carinha confusa tinha um pensamento mais ou menos assim: "Não me enche mais o saco com o horário e ainda reconhece que trabalho bem? Pirou de vez".

Aos poucos, a Fernanda foi ficando mais natural, mais gentil com relação aos acertos. A moça logo aprendeu a gostar do reconhecimento e o astral no escritório mudou. Não posso afirmar que ela não se atrasa mais, porque ainda se atrasa, mas agora é bem raro. Legal mesmo é ver que ela fica até mais tarde, às vezes para ajudar a Fernanda que acorda cedo e no fim do dia já não consegue mais fazer nada. Acho que, no fim das contas, a mudança de atitude trouxe mais que uma assistente, conquistou uma parceira mesmo. Vez ou outra, Fernanda consegue sair mais cedo porque a moça segura as pontas, acredita? Essa história me fez lembrar aquela frase "gentileza gera gentileza". Fiquei pensando e acho que numa cidade grande, onde todo mundo vive correndo, estressado e mal-humorado dá para dizer mais: "gentileza faz milagre"!

Pílula do bem-estar

Vamos exercitar nossa paciência com os defeitos do outro e ajudar todo mundo a crescer? A proposta de hoje é fazer uma lista de pessoas que você conhece e que te fazem perder a cabeça. Ao lado, escreva o que você poderia fazer para mudar de atitude com essa pessoa. Lembre-se de que gentileza espalha boa vontade. Será que as coisas que te irritam estão impedindo você de enxergar as qualidades dessa pessoa? Inspire-se na história de hoje e experimente uma mudança de postura. Depois relate aqui como você se sentiu e o que alcançou. Ah, espere um pouco: Você conhece a história do Profeta Gentileza? Gentileza é um personagem da história contemporânea brasileira. Vale a pena pesquisar um pouquinho sobre o homem que ficou conhecido por percorrer as ruas do Rio de Janeiro levando mensagens de bondade, amor e respeito ao próximo.

De lente cor-de-rosa

Quem convence, vence

A Gisele foi da paixão incontrolável ao tédio em seis meses. Primeiro:
– Amiga, o Carlos é per-fei-to. A gente combina em tudo.
Depois:
– Sério, ele está tão chato, uma monotonia esse Carlos! Todo dia, tudo igual.
Eu tentei ajudar:
– Ô, Gisele, tenta dar uma apimentada.
Ela não entendeu o que eu quis dizer com "apimentada" e resolveu atacar! Do nada, deu chilique e falou pra ele:
– Você é um chato, sem graça, banana, parado.
Ele mostrou na hora que de parado não tinha nada:
– O quê? Você que é uma louca! – e blá, blá, blá.
A discussão foi feia. Foi preciso o vizinho bater na porta para parar a gritaria. A baixaria ainda não terminou, porque agora é ela falando mal dele para um lado e ele falando mal dela para o outro. Que situação triste! Na verdade, eles têm mesmo muita coisa em comum. Se ela tivesse conversado, é possível que tivessem se acertado. Se ela tivesse proposto algo do tipo: "Vamos sair de casa? Que tal andar de bicicleta no parque sábado que vem?", ele toparia.
Gisele poderia até ter sido direta, dizer que eles precisavam renovar os programas, conhecer lugares e pessoas novas. Se ela falasse isso numa boa, sem ataque, a chance de se entenderem seria enorme.
Esse episódio nos lembra que em qualquer circunstância, seja em casa, no trabalho ou com o namorado, um bate-boca nunca vale a pena. Se a gente quer um relacionamento dura-

douro, devemos evitar machucar o outro a todo custo. É como diz o ditado: "A única forma de ganhar um bate-boca é não entrar nele!". Se você ataca, o outro se agarra ao que já pensava e entra em resistência, só para não dar o braço a torcer. Vamos nos esforçar para não cair nessa furada. Como o que importa é o resultado, se usarmos a inteligência, chegaremos longe!

💊😊 Pílula do bem-estar

Você já observou como na natureza um animal sempre encontra saída para as situações de risco? Corre, foge, evita! Um animal só parte para o ataque se estiver encurralado. Que tal aprendermos com essa sabedoria? Entrar em embate dificilmente gera vantagens. Defender seus pontos de vista com firmeza é vital, mas isso pode ser feito com educação e elegância. Use o espaço seguinte para escrever de que forma você poderia ter agido para evitar o último embate que teve com alguém. Você também pode aproveitar o espaço para escrever o que podemos aprender com a natureza sobre estratégias para evitar conflitos.

QUANDO UM NÃO QUER, DOIS NÃO BRIGAM

A magia da simpatia

Quarta-feira. Sete da manhã. Sala de espera do laboratório cheia. Todo mundo com fome e com cara de fome. Ninguém deu bom dia ao entrar. Uma expressão mais fechada que a outra. A minha devia ser a campeã. Mau humor total. Entra uma moça com um bebê dormindo no colo. Também sem cumprimentar, também de bico por estar ali. Alguns minutos depois, o bebê, que devia ter uns dez meses, acorda naquela alegria mágica dos bebês e abre o maior sorriso do mundo para a mãe, que diz:

– Bom dia, minha princesa!

A menininha riu e deu aqueles gritinhos animados de quem está aprendendo a falar.

– Ble, buu, ble.

Nessa língua fofa dos bebês, a garotinha puxou o maior papo com um senhor carrancudo que estava ao lado delas. Riu, bateu palminhas e o sujeito desarmou a cara feia na hora. Brincou, fez careta engraçada e disse para a mãe e para as pessoas que estavam assistindo à festa, já com um sorriso:

– Eu tenho uma neta dessa idade.

Uma mulher que estava lá no canto entrou na conversa:

– Como é o nome dessa belezinha?

Quinze minutos depois, o ambiente parecia outro: as pessoas conversavam, eram simpáticas e quem chegava, entrava e naturalmente falava bom dia. É que a gente sente o astral dos lugares. Se está tudo em paz, se as pessoas estão leves, os outros tendem a ficar também.

Posso dizer por mim (e acho que pelos outros também) que as agulhadas dos exames doeram menos com a simpatia que tomou a sala de espera. Acho ainda que a quarta-feira deve ter sido melhor para todo mundo. Por quê? Tudo por causa de um sorriso que puxou outro, que puxou um gesto de gentileza, uma conversa, e assim por diante.

Percebi que um sorriso sincero é um jeito simples de causar uma boa impressão. Um sorriso pode dizer mais do que muitas palavras. Um sorriso pode dizer "você é bem-vinda", "estou feliz em te ver", "quero atendê-la bem", "quero que você fique satisfeita". Um sorriso de verdade é capaz de mandar embora a impaciência, o mau humor, o desentendimento, além de abrir portas para ótimos negócios. Só posso concordar com a frase: "O sol é para as flores o que os sorrisos são para a humanidade".

💊😊 Pílula do bem-estar

A maior parte das pessoas têm a vida corrida, muitas preocupações e compromissos, mas isso não deve servir de desculpa para não usar uma ferramenta que não custa nada e abre muitas portas. Um sorriso é bom para quem recebe, mas é melhor ainda para quem escolhe sorrir. O exercício não é para o dia, é para a vida, afinal, não faltam provas de que o mundo é um espelho. A gente sorri para ele e ele sorri de volta.

Multiplique o amor, não a guerra **233**

Situação em que escolhi sorrir:

Como me senti:

Como as pessoas reagiram:

Saída à francesa

Zuleika estava tão ocupada que atendeu o telefone no escritório sem nem olhar o ramal que estava chamando: "Zuleika, boa tarde". Foi o primeiro erro. Se tivesse visto que era a Filó do arquivo nem atenderia:

– Minha lindinha, estou com a coluna daquele jeito hoje. Traz um cafezinho e a gente conversa. Meu filho está me dando tanta dor de cabeça!

Zuleika até desanimou, porque sabia que no repertório da Filó só tem história triste. Ela bem que poderia falar a verdade, dizer que estava muito ocupada. Pronto. Assim poderia escapar, mas Zuleika morre de medo de desagradar aos outros. Foi, sabendo que isso significaria ter de ficar no trabalho até mais tarde.

Os outros colegas já aprenderam. Fogem da pessoa que repete sempre as mesmas histórias e só reclama de doenças e problemas. Para piorar, Filó ainda tem o hábito de fazer críticas venenosas às pessoas mais felizes e produtivas: "Aquela Judite promovida de novo, você viu? Deve estar de caso com o chefe".

A essa altura, quem ouve já está com dor de cabeça, dor no estômago, irritado. Se não tomar cuidado, uma "conversinha" com ela ainda deixa a pessoa cheia de dúvidas: "Será que eu também tenho esse troço no fígado?". Ou de medos: "Ai, é tão bonzinho o meu filho. Será que vai ficar como os dela?".

O fato é que todo mundo tem suas dificuldades. O que muda de pessoa para pessoa é como lidamos com elas. Algumas pessoas parecem gostar das dificuldades, porque só falam nelas. Eu me posiciono da seguinte maneira: a gente não precisa bater de frente com a turma da reclamação. Respeito, mas ninguém

Multiplique o amor, não a guerra **235**

é obrigado a se expor e a se deixar envenenar. O amor-próprio passa pela responsabilidade com a escolha das companhias.

🔋😊 Pílula do bem-estar

Você sabia que há muitas pesquisas científicas com o objetivo de identificar o que determina a felicidade? Algumas apontam que determinados hábitos são inimigos de uma vida tranquila. Um deles é justamente a reclamação. A dica do dia é pôr em prática a mensagem do grande Mahatma Gandhi: "Seja a mudança que você quer ver no mundo". Há algo que precisa ser consertado? Que tal partir para a ação e consertar em vez de reclamar? O exemplo extremo da Zuleika serve de alerta para que possamos trocar de uma vez por todas a reclamação pela ação!

💨 Aquecendo os motores

Estamos chegando na reta final de nossa jornada. Primeiramente, parabéns! A maior parte das pessoas não conclui os livros que começa. É hora de avaliar o que mudou até aqui. Quais foram as atitudes que você conseguiu modificar em sua vida a partir da leitura? Como você se sente? Faça uma autoavaliação, escreva sobre a sua caminhada até agora.

A NOVA ....
(SEU NOME)

Multiplique o amor, não a guerra 237

"Em uma das aulas na Escola de Você, a professora Patrícia Tucci propôs o seguinte exercício: segurar um lápis entre os dentes. O gesto fez com que sorríssemos, então ela explicou que, quando isso acontece, nosso cérebro é imediatamente informado de que está tudo bem. Disse também que poderíamos colocar isso em prática nos dias em que nos sentíssemos tristes ou angustiadas.

Ao fazer o exercício, senti que a musculatura da minha face começou a arder. Fiquei intrigada: Como pode arder se já sorrio no meu dia a dia?. Trabalho como *concierge*, buscando a melhor experiência para o cliente e sempre falo da importância do sorriso para a minha equipe. Então eu percebi que sorrio pouco para mim mesma. Entendi que o sorriso tem de começar de dentro para fora e que temos de sorrir primeiro para nós e depois para os outros."

Luciana Lima, São Paulo, SP

Bem-vinda ao seu melhor

Marilu é caprichosa! Dá gosto de ver o cuidado que ela tem para arrumar o escritório. Tudo está sempre organizado e com cheirinho de limpo. Quando vi que começaria um curso de corte e costura ali pertinho da empresa onde trabalhamos, me veio aquele *flash*: "A Marilu vai se dar muito bem com isso!".
Contei toda empolgada:
– Você vai arrasar, Lu, se joga!
Os olhinhos dela brilharam. Ela se viu mesmo costurando para uma loja bacana. O curso começou e ela chegava feliz da vida mostrando o que estava aprendendo:
– Gente, quem tiver roupa para consertar, barra para fazer, traz pra eu treinar.
Quem confiou, não se arrependeu: corte perfeito, costura retinha, nem um fio fora do lugar. O curso nem tinha terminado e um dia Marilu veio toda nervosa me contar que tinha uma entrevista de emprego para uma vaga de costureira.

- Menina, que máximo. Você vai brilhar.

Mas ela não se empolgou. Muito pelo contrário. Ficou me olhando com uma carinha triste. Como não entendi, tive de perguntar:

- O que foi, Marilu?

- Ai, não sei. Não tenho roupa... Não vou saber falar... Vão ficar me fazendo perguntas.

- Marilu, eles têm sorte de contratar você – eu disse com toda sinceridade.

A injeção de ânimo funcionou mais ou menos. Ela saiu prometendo que iria, mas com um sorriso meio amarelo. No dia da entrevista, não foi. Marcaram outra e ela não apareceu de novo.

- Ô, Lu, por que você não foi? – perguntei.

Ela disse que passou na porta, viu aquele tanto de moça... Ouviu uma dizendo que fez até faculdade de moda, e desistiu. "Ir pra que? Pra passar vergonha? Eu não". Com certeza, ela estaria entre as melhores candidatas, analisando da educação à qualidade do serviço, mas ficou se sentindo fora do lugar. Faltou se enxergar, sabe? Tomar posse do valor que tem. Seria ótimo para ela e para a marca. Todo mundo perde quando uma pessoa de valor não se coloca, não abre as asas. Eu não perdi as esperanças... Comprei uns livros sobre autoestima para Marilu e ainda tenho fé de que essa entrevista um dia sai.

💊☺ Pílula do bem-estar

O exercício do dia é colocar em prática a dica: "Se enxerga!". Assim como fizemos no início do livro, vamos colocar nossas qualidades no papel. Há mais qualidades agora, certo? Quais são as suas características mais bacanas? Leia essa lista sempre. Se possível, tenha isso anotado em post-it na geladeira! Especialmente antes de situações desafiadoras para você, volte à lista. Muitas vezes, precisamos de uma ajudinha para nos lembrar de quem somos e do valor que temos.

Alô, alô

Liguei para uma loja de molduras com o objetivo de fazer uma pesquisa de preço. Atendeu um sujeito com uma voz muito esquisita dizendo:

– Alooou.

Na hora, achei até que tinha discado o número errado, porque o esperado seria a pessoa atender com um bom-dia, identificar a empresa, dizer seu nome... Mesmo assim, segui em frente:

– Meu nome é Natália, gostaria de fazer um orçamento.

Ouvi como resposta:

– Hã...

Não tive como não me indignar... "Hã" digo eu! Isso é jeito de atender cliente? Continuei, dei as medidas, o tipo de madeira e pedi o preço.

– Peraê...

O cara começou a fazer as contas... e a cantar: "Vou pegar você, gatinha, vou te dar muita pressão... vou te..." Fiquei do outro lado da linha sem acreditar que alguém pode ter tamanho descaso com o que faz. Respeito zero. Poxa, eu não sou "brother" para a criatura ficar cantando no meu ouvido, ainda mais música de baixaria! Eu estava ligando para dar serviço para a empresa, ou seja, para contribuir com o pagamento dele. Para completar, ainda ouvi

o toque de um celular e a voz do camarada: "E aí, bro?! Chora...
Que que manda?". Inacreditável! O infeliz foi conversar com o amigo
enquanto fazia meu orçamento. Ah, tudo tem limite. Desliguei.
Ainda meio revoltada, fiquei pensando que telefone é
coisa séria. É a primeira impressão que se passa, porque mesmo
quando ouvimos "bom dia", "pois não" ou "igualmente", percebemos a boa ou má vontade no tom de voz. É tão bom quando
a pessoa do outro lado da linha é educada! Dá até para sentir
se está sorrindo. Esse simples ato faz o dia ficar melhor, pode
gerar negócios e todo mundo acaba ganhando.

Aproveitando que o assunto é telefone, vale lembrar que
quando estamos com alguém não devemos ficar mexendo no celular. Vamos deixar para responder às mensagens das redes sociais
depois, porque a pessoa que está ali, de carne e osso na sua frente,
merece mais atenção que uma mensagem ou uma fotinho.

💊☺ Pílula do bem-estar

Pessoas educadas têm mais chances de alcançar o sucesso. A
convivência com colegas que têm históricos distintos e que
cresceram em famílias de culturas diferentes nem sempre é
fácil. No entanto, manter uma postura e lidar com pessoas de
personalidades e bagagens diversas sem perder a educação é
passaporte para voar alto na vida e nos negócios. Vamos fazer
um exercício? Quem são as pessoas e quais são as situações
que levam você ao limite da paciência? O que você pode fazer
para tornar o contato (se ele for mesmo indispensável) mais
agradável? Reflita e escreva no espaço a seguir.

Bem-vinda ao seu melhor **243**

Amar o que é meu

Estava eu saindo tarde do trabalho, com aquela chuvinha caindo... Nem pensei duas vezes quando uma colega cruzou o estacionamento, abriu um pedacinho da janela do carro e gritou:

– Quer carona?

– Caiu do céu, quero muito!

Quando entrei no carrão chique dela, tomei um susto com a zona que estava lá dentro. Se fosse só papel, coisa de trabalho, até que vá lá, mas tinha embalagem de iogurte, chinelo sujo de areia, roupa... Fiquei sem saber o que dizer e resolvi puxar um assunto que sempre rende um papo leve e divertido:

– E as crianças?

– Ah, meu marido não ajuda, sabe como é. Arrumei um peso pra carregar com aquele ali.

Outro susto. Nas poucas vezes em que o vi, tive a impressão de que ele era educado e bastante gentil com ela, mas, tudo bem, achei melhor trocar de tema. Lembrei que o pessoal que foi à festa de fim de ano na casa nova dela disse que é fantástica:

– Menina, todo mundo amou sua casa, me conta!

E ela:

– Só dor de cabeça. Você acredita que o marceneiro... – e disparou um blá, blá, blá.

O percurso até a estação do metrô durou trinta minutos. Foi meia hora falando mal de tudo: do marido, da casa, da família, das roupas... Enfim, nada prestava. Enquanto ela reclamava, eu me questionava: "Como é que pode? Cargo bacana, vida pessoal estruturada, saúde. E está tudo ruim?".

Quando desci do carro, olhando-a arrancar, fiquei pensando: "Engraçado... Um carro lindo que ela trata como

Bem-vinda ao seu melhor **245**

lixeira... É o que essa mulher faz com tudo que é dela. Se a pessoa se desvaloriza, nem adianta ter do bom e do melhor". Observei que as pessoas felizes têm uma coisa em comum: elas amam tudo que têm! Pode ser uma casinha alugada, de um único cômodo, mas ela será limpa, organizada e bem-cuidada! Percebi que as pessoas felizes se curtem, têm orgulho de tudo que conquistam. Acho que deve ser daí, de achar maravilhoso o que têm, que essas pessoas tiram energia para correr atrás do que ainda vão construir.

○☺ Pílula do bem-estar

Amar a si mesma. Amar a própria obra. Aí está o segredo de uma vida serena. Para construir essa relação é preciso começar pelas pequenas coisas. Curtir, saborear as pequenas conquistas é um hábito que se desenvolve. Um bilhetinho da pessoa amada, uma refeição gostosa – aprender a apreciar o que nos cerca muda tudo, e para muito melhor. É possível que você precise de mais papel para fazer o exercício do dia. Liste o que há de bom na sua vida. Quais são as razões que você tem para se orgulhar e ser feliz?

MEUS MOTIVOS PARA SER FELIZ

Inteligência e ação

Carla chegou para filar a boia do jantar lá em casa na maior empolgação! Entrou, nem disse oi, jogou a bolsa no sofá e parou no meio da sala:

– Natália, estou amando meu novo trabalho!!!

Carla mudou de emprego porque não aguentava mais a antiga chefe, que era do tipo que gostava de gritar e de criticar o funcionário na frente dos outros para mandar recado e para intimidar. Ela continuou:

– Vou falar uma coisa para você, Nat, a Sueli é tudo de bom.

Sem entender direito, perguntei:

– A Sueli? Que Sueli?

– Minha chefe, minha irmã!

Ela disse que apesar de ter dado tudo errado com uma entrega na semana passada, a tal Sueli havia chegado, pedido licença para puxar uma cadeira e elogiado a Carla por chegar no horário. Eu fiquei imaginando a cara da Carla, com os olhões bem arregalados, sem entender o jeito bacana da nova chefe falar, por estar acostumada com a chefe antiga que xingava e gritava o tempo todo. A Sueli, ao contrário, primeiro reconheceu o que ela estava fazendo e só depois perguntou:

– Carla, você me conta o que houve com aquela entrega?

A Carla disse que sentiu a maior vergonha, porque tinha errado mesmo. Ela já ia começar a se justificar, mas viu que a chefe estava ali com um jeito tão tranquilo, tão numa boa, que não conseguiu enrolar:

– Olha, Sueli, eu vou falar uma coisa pra senhora. Não tem desculpa, eu errei. Eu errei mesmo, fui desatenta.

A chefe, experiente, sentiu que Carla ia começar a se culpar demais e disse:

– Tudo bem, o importante é reconhecer o erro e acertar daqui pra frente.

Carla ficou tão feliz, mas tão feliz por ser tratada com tanto respeito e educação, mesmo depois de ter cometido uma falha, que jurou: não vai mais pisar na bola! Decidiu até separar uma hora, sem ninguém pedir, só para conferir novamente os pedidos do dia. Essa história evidencia uma prática comum dos grandes líderes: dá mais resultado inspirar as pessoas do que só saber mandar.

🔋☺ Pílula do bem-estar

Concordamos que o acerto é 1% de resultado que vem de 99% de tentativas e aprendizados, certo? Errar faz parte do processo de crescer. Quem não admite os próprios erros não tem margem para progredir, não é? O exercício de hoje é listar as grandes lições que você tirou de erros que cometeu e os acertos que vieram do aprendizado.

ERRO

APRENDIZADO

ACERTO

Esse é só começo da sua nova história

Nesse último capítulo, não vou contar nada que aconteceu "um dia desses". Serei só eu mesma. Quero falar do agora, que se chama presente... Já parou para pensar que esse instante se chama presente? Não se chama preocupação, nem problema, nem medo. O agora se chama PRESENTE.

Para mim, os ensinamentos contidos neste livro são presentes lindos. É o melhor de tudo que vivi, estudei, errei, acertei, e do que aprendi na observação e no convívio com as pessoas que mais amo e admiro. Tudo isto está aqui, embrulhado de presente. Cada detalhe, desde o formato até a capa, foi fruto de muito carinho.

Eu sinto, sei e tenho certeza de que você cresceu nesses três meses de leitura e exercícios. Tenho certeza de que está mais bonita, melhor e mais forte. É muito importante que você se dê conta do seu progresso, que tome posse do valor que construiu para si mesma. Vamos fazer o seguinte? Olhe uma foto de três meses atrás e se olhe no espelho agora. Lembre-se de quem você era antes, de como fazia seu trabalho, de suas atitudes. Compare-se com agora. Você cresceu e isso é território conquistado. Daqui, você só vai pra frente! Quero pedir a você que saboreie e aproveite, porque o presente é só seu. Por favor, não desperdice o seu PRESENTE. Por favor, não jogue o seu presente fora tentando convencer a sua amiga, a sua mãe, a sua colega de trabalho do que ela faz de errado. Porque, infelizmente, não funciona. Você perde essa sua força linda e não ganha nada. Cada pessoa precisa trilhar sozinha, buscar seu presente por conta própria. A gente pode, no máximo, sugerir, aconselhar.

Pegue a energia que você gastaria insistindo para uma amiga ler este livro ou para ensinar a ela o que você aprendeu aqui e use em você. Pegue o tempo, a força, a paixão e realize os seus sonhos. Não se distraia, não. Não desperdice a sua chama. Transforme o seu presente em vida bem vivida, em ações bem-feitas. Coloque amor, carinho e excelência em cada atitude. Deixe o perfume da sua alma em tudo o que fizer – do cafezinho para a sogra no domingo à prova da faculdade na quarta à noite, do bom dia com um sorriso ao telefone à pontualidade no serviço para o próximo cliente. O que você faz hoje é a semente da árvore linda que vai te dar sombra, frutos e paz logo ali à frente.

Agora chegou o momento de você escrever o seu livro, o seu manual. Sim, foi para isso que chegamos juntas até aqui. É hora de transformar todas as suas anotações e exercícios em dicas para você mesma. Você pode criar um arquivo digital ou comprar um caderno, não importa, a escolha é sua. Releia cada exercício que escreveu e reflita sobre ele. Depois, anote os conselhos e lembretes que consegue retirar desses exercícios. O que

Esse é só começo da sua nova história **253**

você aprendeu? O que não quer esquecer para o resto da vida? Essa coleção de lembretes será seu manual e servirá como guia para você ser a mulher forte e poderosa que merece ser.

Comecei a escrever o meu manual em 2007, logo depois da manhã narrada na introdução deste livro. De lá para cá, já são mais de 500 páginas, inúmeras consultas e muitas decisões acertadas com base em anotações que eu poderia não ter feito, mas fiz. Ainda bem que as fiz! Por favor, faça as suas. Garanto que serão úteis no futuro. E não falo só por experiência própria, não. Como jornalista, tive o privilégio de entrevistar pessoas brilhantes e muitas delas revelaram que também têm o hábito de anotar as próprias reflexões.

Antes de escrever este livro, tive a chance de comprovar que ter um diário é uma ferramenta que funciona. Conheci uma grande mulher que me confidenciou o hábito de escrever sobre seus comportamentos e estudá-los no dia a dia. Aos 89 anos e jovem de espírito, Dona Milady ainda comanda o negócio que criou. Dela ouvi um ensinamento que está no DNA de nossa metodologia: "para viver muito e viver bem é preciso ser simples: cuidar da saúde com carinho, trabalhar muito e registrar cada progresso num diário."

Anote tudo, com calma, com consciência, e saiba que ao escrever seu manual, você estará construindo uma chave para o seu próprio desenvolvimento. Quando terminá-lo, não o deixe de lado. Lembre-se de que os tesouros devem ser guardados bem próximos; se possível, perto do coração. Leve-o em sua bolsa, tenha mais de uma cópia, enfim, faça o que for melhor para você, mas trate seu manual como um guardião, um amigo para todas as horas. Está na hora de construir a vida que você sempre quis ter. De ser a mulher que você sempre quis ser. Estou torcendo muito, muito por você.

Saiba mais

Para conhecer a Escola de Você acesse:
http://www.escoladevoce.com.br/

Visite o canal no *YouTube*. É só escrever "escola de você" no campo de pesquisa
No *Facebook*: https://www.facebook.com/EscolaDeVoce
No *Instagram*: @escoladevoceoficial
No *Twitter*: mobile.twitter.com/EscolaVoce

Este livro foi publicado em 2015 pela Companhia Editora Nacional.